血管を強くする食医学

血管詰《づ》まりは腸から治す

食べ物で浄化する血管のお掃除法

東京医科歯科大学名誉教授・医学博士
藤田紘一郎

青萠堂

プロローグ

食べ過ぎ飲み過ぎ仕事し過ぎ、気がつくと血管劣化に！

私も80歳になります。

若いころには暴飲暴食もしましたし、不摂生な生活もくり返しました。医者の不養生がたたり、高血圧、糖尿病、高脂血症も経験しました。おそらく、50代のころの私の血管は、動脈硬化がかなり進んだ状態だったろうと思います。

「このままでは早死にしてしまう」と感じるほどの状態になったとき、私は考えました。「この状況を変えよう」と決心したのです。

長い間、免疫感染学という、微生物と人体の免疫システムについての研究を専門としてきました。そのため、病気の成り立ちと改善策について、気になることがあるとなんでも、自分の身体を使ってでも、実験してみないと気のすまないたちをしています。

そんな研究者根性で、生活習慣病の改善に役立つような論文を読み漁っては、「これは！」と思うことを生活のなかでどんどん実践していきました。

とくに重点的に行ったのは、「腸によい食生活」です。

腸は、人体最大の免疫器官です。免疫とは一言でいうと、病気を防ぎ、治し、老化を防ぐ人体システムのこと。免疫の約7割を腸が築いています。その免疫力に多大な影響を与えているのが、腸にすむ約200種100兆個もの腸内細菌です。

もともと腸と腸内細菌と免疫の関係についても研究してきた私は、腸内細菌を育てるためにはどのような食生活がよいのか、自らの身体を使って実験していくことにしたのです。

すると、驚くほどの効果が現れました。体調がみるみるよくなり、血圧も安定しました。コレステロールも中性脂肪も正常値におさまり、血糖値も下がったのです。

さらに驚いたのは、外見が変わったことです。まず、体重が約10キロも落ちました。次に肌質が、ギトギトのオイリー肌からなめらかな正常肌に変わりました。やがて、薄くなりかけていた頭の抜け毛がやみ、ふさふさと増えていったのです。

実際、55歳のころの私は、肌年齢を専用の機械で測ると「64歳」と診断されました。でも75歳の時、「62歳」と診断されています。20年で2歳も若返っているのです。

外見の若々しさは、血管の若さでもあります。血管年齢は、外見にそのまま映しだされるものです。

なぜなら、全身にはりめぐらされた血管が、人体の健康増進と老化予防に必要な栄養素と酸素を運ぶからです。血管が老化していては、血液の流れがとどこおり、それにともなって外見もどんどん老け込んでいくことになるのです。

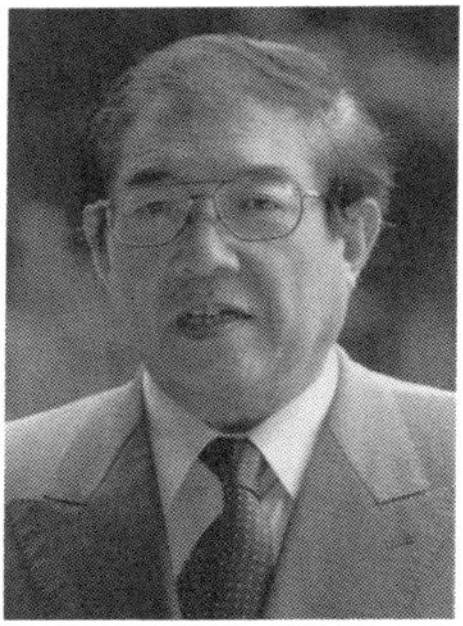

▲55歳当時

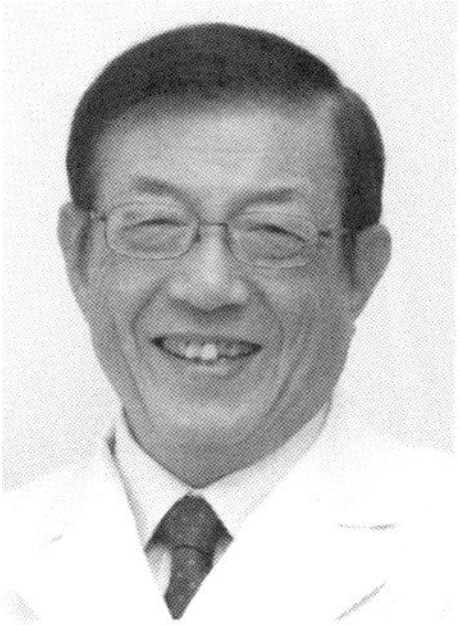

▲76歳当時

20年たって
健康で髪もフサフサに

そのため、高血圧の人、動脈硬化の進んだ人は、正直なところを申し上げますが、ご自身が感じている以上に、周りからは外見が老けこんで見えているはずです。

でも、どんなによくない状況にあったとしても、自分で「変えよう！」と決意したときから、血管の状態は変えていくことができます。腸を変えることで免疫力が高まって老化が防がれ、血管は若返っていくものなのです。

腸の劣化が動脈硬化・高血圧を引き起こす

なぜ、血管の若返りには、腸の健康が大事なのでしょうか。

最近の研究によって、腸にあいた目に見えないほどの細かな穴が、血管の劣化を引き起こしていることがわかってきています。それによって腸壁から不要物がもれだして血液が汚れ、血管に悪影響を与えているのです。このことが、高血圧や動脈硬化を引き起こし、体調の悪化や外見の劣化を生じさせます。

このように、腸にあいた細かな穴がさまざまな健康害を引き起こすことを「リーキーガット症候群」といいます。「リークする」という英語は、情報を漏らすというような場合によく使われますが、この場合の症状は「ガット」すなわち「腸」から液体が漏れるという意味で、すなわち「腸モレ」のことです。

腸は免疫防御の大事な臓器ですが、この防波堤が崩れてしまうのです。こんな聞き慣れない言葉は、よっほどレアケースかというととんでもない、腸の不調と思い込んでいることが、これです。今日は腸の具合が悪いと感じたなら、腸モレを疑ってみたほうがいいのです。しかも一番問題なのは、腸の不調が血管に障害を与えること。血液が汚れて血流が滞る隠れた犯人なのです。

血管の問題はコレステロールが原因とよくいいますが、この腸モレが大きく影響していると私は見ます。

その証拠に、最近の血管の研究によって、血管内に腸内細菌が見つかったという事実が発表されたのです。

動脈硬化から脳梗塞や心筋梗塞などにならないためには、健康な〝腸健康人〟になって血管を若返させることが何より大事です。血液をきれいにし、血管を若返らせるためには、リーキーガット症候群を改善することが第一です。

これまで減塩したり、肉を食べる量を減らしたりしても、高血圧改善の決め手にならなかったという人は多いでしょう。それは、腸が劣化しているからと考えられます。腸が劣化した状態では、何をしても状況を改善できません。腸壁からもれだした不要物が血管を劣化させ続けるからです。

つまり、血管の若返りは、腸から始めるべきなのです。

心臓の病《やまい》はある日突然訪れる

そもそも本書の作成には、青萠堂社長の体験がおおもとにあります。

本書を出版してくれる青萠堂の社長も、若いころからの激務と過度のストレスがたたり、毛髪をかなり失ってしまっているお一人です。私が髪の毛をとり戻したお話しをすると、「ぜひ本を書いてください。私にもその方法を教えてください」といって、2人で相談してつくったのが、『55歳のハゲた私が76歳でフサフサになった理由』（青萠堂刊）です。

社長の気迫でつくり始めた一冊でしたが、制作のさなか、社長と連絡が突然とれなくなりました。「いったいどうしてしまったのだろう」と心配していた数週間後、社長が再び私の研究室に一冊の企画書をもって現れました。それが本書『血管詰まりは腸にまかせなさい』の企画書だったのです。

このときの社長からは、いつもの気力を感じられませんでした。どこか生気を失っていて、弱々しく感じられるのです。話を聞くと、狭心症になってしまっていたというのです。

独身貴族の社長は、夜はお気に入りのお店で食事をすることが多いそうです。その日もお酒も少々飲み帰宅すると、心拍のリズムが乱れ、途切れ途切れになるのを感じたといいます。初めての経験に「これはおかしい！」と医療機関を受診すると、狭心症であることがわかりました。そのために、細くなった心臓の血管をバルーンで広げたり、ステント（血管を広げるために挿入する網目状の金属の筒）を挿入する手術のスペシャリストの医師や医療関係者のもとをたずねたとのことでした。動脈硬化がかなり進んだ状態だったのです。

この入院中、心臓病の多くの患者さんたちと社長は出会いました。心臓の患者たちは、みな生気がなく、つらそうでした。たとえ手術がうまくいっても、血液が固まらないようにする薬を一生飲み続けること、過激な運動や飲酒を控えること、などがついてまわります。しかも手術で入れたステントそのものにコレステロールなどのプラークの老廃物がくっつき、血管を塞ぐ元になるという厄介なリスクもついてまわります。

そのとき、社長の編集者魂が動きました。

「私も、この方々も、腸に本当によい生活を送っていたら、こんなことにはならなかった。そのためには、本当の情報が必要だ」

社長は、「腸を変えれば血管が若返り、生活習慣病は遠ざかる」と私が常々していた話をハッと思いだしたそうです。それが、本書の企画の始まりでした。

50歳を過ぎたら、私たちの血管は何もしなければ劣化の一途をたどることになります。社長のような大事にいたる前に、若返りを図っていくことは誰にとっても必要なことなのです。そのためには、「腸によい食生活」こそが大事です。

本文ではそのこと一つ一つお話ししていきます。動脈硬化・高血圧を改善し、薬のいらない日々をとり戻すことは、自分の決意しだいでできるのです。

藤田　紘一郎

◆目　次◆

2章　動脈硬化でも「肉」は気にせず食べてよい　83

この食べ方に変えれば数値はどんどんよくなる

3章　血管が若返る最高の腸のつくり方　127

脳・心臓を守るにはこだわりの食べ方で腸を鍛えよ

カバーデザイン・熊谷博人
本文デザイン・青鹿麻里
本文イラスト・MIRICO

1章

動脈硬化・高血圧は腸で治す

●血管劣化は腸トラブルが原因

大人の10人に1人が高血圧

今、日本には「高血圧」と診断されて悩む人が大勢います。

厚生労働省の平成26年調査によれば、高血圧性疾患の患者数は、なんと1010万8000人。患者数とは、継続的に治療を受けている人の数のこと。現在、18歳以上の人口は約1億人ですから、成人の10人に1人が高血圧によって薬を飲むなどの治療を受けていることになります。

なぜ、こんなに多くの人が高血圧になっているのでしょうか。

理由はいくつかあります。なかでも直接的な原因は、「血管の劣化」です。血管は、「平滑筋」という筋肉からできています。

筋肉は、使えば使うほど柔軟に発達しますが、使わなければ加齢とともに衰えます。血管の筋肉も、老化とともに柔軟性を失い、硬くなっていきます。これが、年齢が上がると、血圧も上がっていく理由の一つです。

つまり加齢とともに血圧が高くなるのは、ある意味、自然な老化現象ともいえるのです。

高血圧は心臓を疲れさせる

そもそも血圧とは何かからお話ししていきましょう。

簡単にいえば、血液が血管を流れる際、血管の壁にかかる圧力のことです。

ではなぜ、血管壁に圧力がかけられるのでしょうか。

私たちの体内には、血管が網の目のようにはりめぐらされています。血管の長さは、毛細血管まで入れると、大人で約10万キロメートルにもなります。なんと地球を2周半できるほどの長さです。

一方、血液は、大人の体内に約4〜5リットルあります。その血液が、身体のすみずみまでめぐり、心臓に戻るまでの時間は、わずか約30秒から1分間です。

心臓は、身体じゅうにはりめぐらされた血管に血液をスムーズに流し続けるため、ポンプの働きによって新鮮な血液を送りだします。そのポンプの力が血管壁に圧力をかけることになります。

つまり、血圧が高いということは、心臓のポンプの力がより強くかかっているということ。高血圧の人の多くは、血管壁が硬く劣化していて血液の流れが悪くなりやすい状態にあります。そのため、心臓はより強い力で血液を送りだしてあげないと、身体のすみずみまで血液を届けられないのです。

それだけに、高血圧になると、心臓にかける負担が大きく、疲れさせます。高血圧は自然の老化現象とはいえ、放置してはいけないといわれるのは、心臓の負担が過度になるためです。

また、血管に強い圧力がかかり続けることも問題です。これによって血管の老化が速まり、傷もつきやすくなるのです。

高血圧は「ものいわぬ殺人者」

「サイレントキラー」。この言葉を高血圧の人は、何度も目にしているのではないでしょうか。サイレントキラーとは「ものいわぬ殺人者」という意味。高血圧は、サイレントキラーと呼ばれています。

見るだけで恐ろしいこの名で高血圧が呼ばれるのは、本人が気づかぬうちに、突然死の原因となる病気をじわじわと進行させてしまうためです。

その恐ろしい病気というのが、心疾患と脳卒中です。日本人の死因ワースト1は悪性腫瘍（がん）ですが、2位が心疾患、3位が脳卒中になっています。つまり、日本人の死因の2位と3位が、高血圧から始まっている、ということです。

心疾患には、狭心症や心筋梗塞、心不全などがあります。

狭心症とは、心臓に酸素や栄養を送る冠動脈という血管が細くなり、心臓に血液を十分に送れなくなる疾患です。心臓部に激しい痛みが急激に起こり、心臓麻痺の原因にもなります。

心筋梗塞は、冠動脈が狭くなったり、血の塊《かたまり》（血栓）が血管を詰まらせたりすることで、心臓への血流が不足した結果、心臓の細胞が壊死《えし》（組織の局所的死）を起こす疾患のことです。

心不全は、心臓のポンプの機能が落ち、全身に血液を十分に送りだせなくなって、心臓に大きな負担のかかる疾患をいいます。

一方、日本人死因第3位の脳卒中には、脳梗塞《のうこうそく》や脳出血、くも膜下出血があります。

脳梗塞は、脳の血管に血栓がつまって閉塞することで発症します。処置が早ければ命は助かるものの、麻痺や意識障害、運動障害、言語障害を起こすケースもあります。

脳出血は脳内の血管がやぶけて出血を起こす状態のことです。この原因としてもっとも多いのが、高血圧です。

くも膜下出血は、脳の表面にある動脈の一部が破れて、くも膜下腔という部分に出血が起こります。この疾患も重症化しやすいことで知られています。

いずれも、死と隣りあわせの病気です。その出発点に高血圧があるのです。

高血圧患者はパワフルな人が多い

高血圧は突然死の始まりとなりかねない疾患です。それだけに、健康診断などで高血圧と診断されると、すぐさま血圧のコントロールの重要性を医療者から指導されることになります。

ただ、高血圧だからといって、体調不良などの症状がただちにでてくるわけではありません。むしろ、「こんなに元気なのだから、薬や食事制限なんて本当に必要？」と感じる人が多いでしょう。

実際、高血圧の人は元気な人ばかりです。心臓にも血管にも負担をかけていますが、そのぶん血液が全身をめぐっているので、パワーはでます。高齢になったら、血圧は少々高めのほうが元気でいられるのです。

しかし、その元気さがかえって、血管と心臓にさらなる負担をかけることもある、というのも事実。元気だからと無理をくり返し、食事も今までどおりのスタイルを続けてしまったら、どうなるでしょうか。

ある日突然、身体のなかで何かが爆発するように、心臓や脳の血管に障害が生じる可能性を高めてしまいます。

「高血圧が少々高めで、元気」というのは悪いことではありません。大事なのは、不慮のできごとを起こさないよう、今、自らできることを実践することです。

「最高血圧」と「最低血圧」の違い、わかりますか？

血圧は、「最高血圧」と「最低血圧」という2つの数値から判断されます。これも、心臓のポンプの動きによるものです。心臓は、収縮することで血液を送りだし、反対に、拡張することで血液をため込んでいます。

最高血圧は、心臓が収縮した際に動脈にかかる圧力です。血液が心臓から送りだされる際に加わる強い圧力で、高いほうの数値です。最高血圧は、「収縮期血圧」とも呼ばれます。

反対に最低血圧は、心臓が拡張した際に動脈にかかる圧力です。血液が心臓にため込まれる際に動脈に加わる圧力で、低いほうの数値です。最低血圧は「拡張期血圧」とも呼ばれます。

現在、診察室で測った血圧が、最高血圧／最低血圧のどちらか一方、あるいは両方が140／90mmHg（以下、単位省略）以上となると、高血圧と診断されると、日本高血圧学会は基準値を公表しています。

ただ、診察室で測ると血圧が高くなってしまう人はめずらしくありません。そのため、家庭で測った数値が優先されることになっています。

家庭血圧では、135／85以上が高血圧と診断されます。

◎高血圧の診断基準

診察室血圧　140／90mmHg以上

家庭血圧　135／85mmHg以上

高血圧は薬では治らない

最高血圧が140以上あるからといって、「大変！　薬を飲まなければ」と慌てることはありません。

多くの人は、薬とは病気を「治す」ためのものと考えているでしょう。

しかし、そうではないことが多々あります。血圧の薬もその一つです。

もしも血圧を下げる薬に高血圧を治す働きがあるのだとしたら、治った時点でその薬を飲む理由がなくなります。

けれども実際には、一度処方されると、死ぬまで飲み続けるよう指導されるのが、高血圧の薬です。つまり、この時点で、薬に高血圧を根本から治す働きがないことがわかります。

では、血圧の薬はなんのために飲むのでしょうか。

文字どおり、「血圧を下げるため」です。

だからこそ、いったん服用を始めたら、飲むのを突然やめると、再び血圧が上がって危険なので、死ぬまで飲み続けましょう、といわれるのです。つまり、薬の役割は症状を一時的に抑えているだけ。毎日飲み続けることで血圧をコントロールしているだけなのです。

現代の日本の医療の主流は対症療法です。対症療法とは、病気を起こしている根本を正していくのではなく、現れている症状を抑え込むための療法です。

しかし、薬によって症状をコントロールできていたとしても、根本を正せなければ、薬をやめたとたん、症状は再び現れます。

しかも、一つの薬を飲み続けていると、だんだん効き目を得にくくなるという問題も起こってきます。身体が薬の作用になれてしまうためです。

それゆえ、血圧コントロールの効果を持続するためには、薬の量をだんだんと増やしたり、作用のより強い薬を服用したりすることになっていくのです。

血圧の基準値はなぜ厳しい？

かつて日本では、最高血圧の上限が「年齢＋90」とされていました。60歳の人なら150、70歳なら160、80歳なら170が上限となります。

また、2002年に厚生労働省長が公表した老年者高血圧治療ガイドラインでは、降圧目標は「最高血圧／最低血圧」で、60代で「140／90」、70代で「150／90」、80歳以上で「160／90」とされ、年齢で幅がもたされていました。

ところが、現在は一律で「140／90」以上になると高血圧と診断され、治療の対象とされます。

なぜ、こんなにも基準値が厳しくされたのでしょうか。

血圧が高いと突然死のリスクが高くなることから、その予防として「140／90」以下にしておくと安心、という理由のためです。

しかし、その一方でたえず問われているのが、医療費の問題です。

本章の冒頭では、高血圧の患者数を「1010万8000人」とお話ししました。これは厚労省が公表している数です。

ところが、日本高血圧学会は、4300万もの人が高血圧だと推計しています。この数には高血圧予備軍も入ります。つまり、何を基準にするかで、患者数が大きくはね上がり、それに伴い、投薬対象者の人数も膨れ上がります。

実際、高血圧の国民医療費は、年間で約2兆円にものぼるとされています。その大金はどこに流れ着くのか――。基準値を上げることの理由は、それによってメリットを得る人たちがいるからだ、と常に疑問視されているところです。

一方で、日本人の死因の2位と3位を占め、突然死のおおもとにある高血圧を放置するのは危険、血圧は抑えたほうが安心だ、という医療関係者の声も根強くあります。しかし、「安心」とは何でしょうか。

一生涯、高血圧の薬を飲み続けることが本当の「安心」なのでしょうか。患者の立場からすれば、「薬を飲まなくてもよいよう高血圧を治したい」というのが望みであるはずです。

そもそも、老若男女、すべての人に同じ基準値を当てはめるのもおかしな話なのです。加齢とともに血管が硬くなり、血圧が高くなるのは自然の現象。ですから、若い人と高齢者で血圧が違うのはあたりまえです。背の高さや体型でも、血圧は違ってきます。背が高い人ほど、体型の大きい人ほど、全身にはりめぐらされた血管に血液を送るため、心臓や血管はポンプの力を強くする必要があるからです。

降圧剤で脳梗塞のリスクが2倍に

高血圧になると処方される薬は、一般に「降圧剤」と呼ばれます。

ただ一言で降圧剤といっても、血管を拡げる薬や利尿剤、心臓の働きを抑える薬、血管の収縮を抑える薬、血圧を上げる物質アンジオテンシンIIの作用を防ぐ薬など、種類がいくつかあります。

自分の身体に適した降圧剤を飲めば、たしかに血圧は下がります。しかし、それは一時的です。作用が切れれば、再び血圧は高くなります。

また、「降圧剤の副作用は気にしなくてよい」という医師もいますが、これも違います。血圧の上下の変動をくり返し続けていると、そのぶん、血管を傷つけるリスクも高くなります。

血管が傷つけば、心疾患や脳血管疾患のリスクもまた高まります。降圧剤によって脳梗塞が起こりやすくなるリスクも指摘されるところです。

脳梗塞は、脳の血管に血栓がつまることで起こります。

脳には細い毛細血管がはりめぐらされていて、そこに小さな血の塊がつまりかけることは、ときに生じることです。それを防ぐため、心臓や血管は強い圧力をかけて押しだすのです。

しかし、降圧剤で血圧を下げてしまうと、血管が血栓を押しだす力が弱まります。事実、降圧剤を使っている人は、使わない人より脳梗塞のリスクが2倍になると、東海大学医学部の大櫛陽一名誉教授は大規模な研究結果から報告しています。

腸のトラブルが高血圧の原因に

高血圧は薬で治らない――。そうだとするならば、どうするとよいでしょうか。

答えは根本を見ることです。高血圧の根本とは、前述したように血管の老化にあります。柔軟性を失い硬くなった血管が、血液をスムーズにめぐらせるためにより強い圧力を必要とし、血圧の上昇という症状が表にでてきているのが高血圧です。

反対に、血管に柔軟性があってしなやかならば血液の流れもスムーズで、心臓はポンプの作用を強く働かせる必要もありません。心臓を疲れさせずにすみ、血管の負担も少ないのです。

つまり、高血圧の改善には、血管の老化を改善して柔軟性をとり戻すことです。

通常、血圧を上げる要因として「食塩のとりすぎ」「肥満」「ストレス」「飲酒」「喫煙」などが問題とされます。たしかに、こうした問題は大きいでしょう。

ただ、腸の専門家である私からみると、それ以上に重要な根本的問題があります。

血管を劣化させ、柔軟性を失わせる原因は、腸にあります。高血圧を根本から改善していくには、腸の状態をよくしていく必要があるのです。

高血圧の裏には腸の重大な問題が隠れている！

では、血管を劣化させる腸の問題とは、何でしょうか。

それは、「リーキーガット症候群」です。

リーキー（Leaky）とは「もれる」、ガット（Gut）とは「腸」の意味。つまり、日本語でいえば「腸壁もれ症候群」です。

リーキーガット症候群は、「心身にさまざまな不調を引き起こすトラブル」「多くの重大な病気につながる可能性の高いトラブル」として、欧米では大変に注目されています。実際、リーキーガット症候群についての研究論文が、世界では年間1000件以上も発表されています。

ところが、日本ではこの名前すら知らない人がほとんどです。医療従事者でさえ、重大性に気づいていない人ばかりです。そのことが、病名はわかっているのに、治療で治せない病気を増やしていると、私は考えています。

具体的には、がんやアレルギー疾患などです。いずれも現代人に急増している疾患ですが、現代医療での治療には限界があり、患者数をのばすばかりです。リーキーガット症候群は、がんやアレルギー疾患を起こす原因になることがわかっています。

そして、高血圧もリーキーガット症候群が一因にあると、私は考えています。

高血圧を起こすリーキーガット症候群とは?

高血圧と腸のトラブル。意外なこの関係に疑問をもつ人は多いでしょう。1つ1つ順を追って説明していくことにします。

まずは、リーキーガット症候群の起こる小腸の構造からお話しします。高血圧の改善に大切なことですから、あわてずしっかり読んでみてください。

リーキーガット症候群の起こる場所は、小腸です。小腸は栄養を身体にとりこむ大事な場所。その吸収は、小腸表面の細胞（上皮細胞）から行われます。

小腸の長さは約6メートル、たくさんのヒダ状の構造をしていて、これを平面状に広げると約30平方メートル、バドミントンコートのおよそ半分にもなります。ヒダ状構造で表面積を大きくし、栄養をムダなく吸収しているのです。

ちなみに、「小腸はテニスコートの半分の広さ」と聞いたことのある人は多いと思います。これは誤りで、最近の研究によって「バドミントンコートの約半分」であることがわかっています。

小腸の表面には、「絨毛《じゅうもう》」と呼ばれる無数の突起が生えています。その姿は、まるでやわらかな高級じゅうたんのようです。

絨毛を拡大してみると、微絨毛と呼ばれるさらに細かな突起がびっしり生えています。栄養の吸収はこの表面から行われます。

ただし、食べたものすべてが、腸壁からしみ込むように無秩序に吸収されるわけではありません。ブドウ糖、アミノ酸、ペプチド、ビタミン、ミネラルなどの栄養素には、それぞれ専用のとり入れ口があります。これを「トランスポーター」と呼びます。水ですら専用のトランスポーターがあります。

そうして小腸の上皮細胞は、栄養素の吸収を厳密にコントロールしています。

なぜでしょうか。

私たちが日々、飲食するもののなかには、細菌などの微生物や農薬などの薬物、さらに健康に害をなす有害物質が含まれることがよくあります。また、体内で必要としない栄養分もたくさんあります。こうしたものを上皮細胞から吸収させず、体外に排泄するためです。

身体に必要な栄養素はとり込み、不必要なものはシャットアウトするという見事な選別を上皮細胞はしているということです。こうしたことから、腸は「神の手」とも呼ばれています。

この小腸の優れた選別機能がうまく働かなくなると、大変です。必要な栄養素がとり込まれない反面、有害物質が体内に入り込んでしまうなど、困った事態が起こってくるからです。そのことが高血圧を起こす一因になるとともに、がんやうつ病の原因にもなってくるのです。

そして、小腸の神の手の働きを破壊してしまうのが、リーキーガット症候群です。

腸内細菌がリーキーガット症候群を防ぐ

私たちの腸には、約200種100兆個という細菌がすんでいます。

人間の身体には、約37兆個の細胞があると推計されますから、腸のなかには、人体の細胞の3倍もの細菌がすんでいることになります。

腸内細菌は、腸のなかにいて、私たちの健康に大きな影響をおよぼしています。ヒトが食べたものをエサに活動のエネルギーにする彼らは、細菌どうしでときに争い、ときに助けあいながら壮大な生態系を築きつつ、宿主の健康に働きかけているのです。

小腸の上皮細胞の生まれ変わりを助けているのも、腸内細菌です。

小腸にすむ腸内細菌は、およそ1000億個です。腸内細菌の総数である100兆個に比べると1000億個は少なく感じますが、小腸の腸内細菌たちは重要な働きの数々を担っています。

その一つが、上皮細胞の生まれ変わりを助けることです。

古い細胞が新しい細胞に生まれ変わることを「新陳代謝」といいます。新陳代謝のスピードは臓器によって異なります。上皮細胞の新陳代謝は、1～2日という速さです。上皮細胞は人体のなかでもとくに働きが過酷であるため、老化しやすいのです。そこで小腸は新陳代謝をスピーディに行い、機能を正常に保っています。

この急ピッチで行われる上皮細胞の新陳代謝を助けているのが、腸内細菌です。腸内細菌は、腸壁をびっしりと覆う絨毛や微絨毛のあいまにすみ、細胞の生まれ変わりを助けているのです。

腸内細菌の生態系は「腸内フローラ」と呼ばれます。フローラとは「お花畑」という意味。さまざまな種類の細菌が腸のなかで集落をつくりながら生息する姿は、色とりどりの花が咲き乱れるお花畑のように美しいことから、腸内フローラと名づけられました。

小腸の上皮細胞は、有能な細菌たちが腸内フローラを優勢に彩っているとき、新陳代謝を円滑に進めます。細胞間の連結もすばらしく整い、丈夫で柔軟、美しい腸壁が築かれます。どんな仕事も有能な人材がそろっているほど完成度が高まるのは、人間社会も腸内フローラも同じようです。

反対に、腸内フローラの状態が乱れていると、上皮細胞の新陳代謝が円滑に進まなくなります。こうなると新旧の細胞の入れ替わりがうまくいかず、細胞間の連結がゆるみ、わずかなすき間があくようになります。

そのすき間こそが、リーキーガット症候群を起こす原因なのです。

腸内細菌が血液中から発見された！

リーキーガット症候群を起こす上皮細胞のすき間とは、目に見えないほど細かな穴です。ただ、小腸にいる腸内細菌や病原菌、未消化の栄養素など、極めて小さなものたちを通過させてしまうだけの大きさはあります。

こうなると、栄養素のとり入れを厳密に行うトランスポーターの働きは、もはや役に立ちません。細胞間のすき間から、体内に入り込んではいけないものたちが、勝手に通り抜けていってしまうからです。腸の「神の手」としての働きが、破壊されてしまうのです。

小腸のブロック力が低下すると、体内ではどんなことが起こってくるでしょうか。

衝撃的な研究報告があります。順天堂大学とヤクルト中央研究所の研究グループが２０１４年に発表したものです。

「ヒトの血液中を生きた腸内細菌がめぐっている」

というのです。糖尿病患者の50人中14人、健康な人の場合でも50人に２人の血液中から生きた腸内細菌が見つかったといいます。

腸内細菌は、私たちの腸にすむ共生菌です。それが、腸を飛びだして血液中をめぐっているとは、身体にとっては大変な異常事態です。

そもそも腸内細菌は、腸のなかで私たちが食べたものをエサにして生きながらえているだけの存在ではありません。ヒトと腸内細菌は、「共生」の関係を結んでいる仲です。

共生とは、異なる生物が相手のたりない点を補いながらともに生活する、という関係のことです。宿主である人間は、腸内細菌の繁栄に必要な栄養素を与える。腸内細菌はそれをエネルギー源にして宿主の心身の健康増進に欠かせない物質をつくりだす。そうした「ギブ・アンド・テイク」の関係にあるのです。

ただし、互いが良好な関係を結べるのは、腸内細菌が腸にいてくれる間のみ。腸壁にあいた細かな穴からもれだした腸内細菌とは、共生関係がもはやなりたちません。

なぜなら、本来いるはずのない異物に対し、免疫が敏感に反応し、〝敵〟と判断するからです。血管に入り込んだ腸内細菌は、血液と一緒に全身をめぐり、随所で免疫に攻撃されることになります。その闘いによって起こる炎症が、血管を劣化させ、硬くさせる大きな原因となります。

このことが高血圧を起こす、隠された原因になっていると考えられるのです。

ヒトを守る免疫が、血管を傷つける

本来、免疫とは、私たちの身体を病気から守ってくれる大変重要なシステムです。

私たちの周りには、目に見えない小さな病原体がたくさん存在しています。具体的には、風邪や胃腸炎、食中毒などの感染症を起こすウイルスや細菌などです。また、すべての人の体内では、数千から1万個ものがん細胞が、日々発生しています。

こうした敵から身体を守り、病気になるのを防いだり、かかった病気を治そうとしたりするシステムが、免疫です。免疫を一言でいうならば、「病気を防いで生きる働き」のことであり、免疫力とは生きる力そのものといえるでしょう。

では、免疫はどのようにして身体を病気から守っているのでしょうか。

免疫は、第一に「自己」と「非自己」の識別をします。自らの身体を構成する成分が「自己」で、それ以外のものが「非自己」です。非自己と判断されたものに対し、免疫は徹底して排除にかかります。ウイルスや細菌、がん細胞などは主に非自己と判断されます。その排除に働くのが、血液中の白血球です。

白血球は、リンパ球とマクロファージ、顆粒球の3種類にわかれていて、これらを「免疫担当細胞（簡単に、免疫細胞とも）」と呼びます。免疫細胞にはそれぞれ担当する働きがあり、外敵を見つけると連携してこれを排除します。

その闘いのさなか、炎症が生じます。炎症とは体内で起こる「火事」のようなもの。たとえば風邪をひくと、発熱や咳、鼻水、鼻づまり、のどや関節の痛みなどの症状が現れます。これは、免疫細胞が風邪のウイルスと闘っているために起こる炎症です。炎症の度合いが強くなればそのぶん、私たちはつらい思いをします。しかし、炎症なくして外敵を排除することはできないのです。

だからといって、体内で生じる炎症は、できるだけ少ないほうがよいのも事実です。ボヤでも火事が起これば焼けあとが残り、こげた部分はもとに戻りません。

同じように、体内の炎症も、小さければ不快症状を自覚するほどになりませんが、炎症が起こった部分は劣化します。劣化は、細胞の生まれ変わりによって随時修復されます。しかし、炎症が慢性的に続いてしまうと、修復の機会が失われ、病気の芽が育っていってしまうのです。

リーキーガット症候群によって腸内細菌がもれだしている場合、風邪のような激しい炎症は現れません。しかし、本来いるはずのない血液中に腸内細菌が存在すれば、免疫は排除に働きます。

その際の炎症はたとえ小さくても、腸内細菌が腸壁からもれでている限り、じわじわと続くことになります。それによって正常細胞は傷つき、血管壁も劣化していきます。そのたどりつく先に、高血圧があるのです。

腸壁もれが食物アレルギーをつくりだす

リーキーガット症候群によって腸壁からもれだす物質は、腸内細菌だけではありません。腸にあいた細かな穴を通過できるものならば血液中に混じり、炎症を起こす原因になります。

その一つに、未消化の栄養素があります。食べ物は、本来、身体の成分とはまったく異なる「非自己」です。非自己の物質が血液中に入ってくると、免疫細胞が排除に働き、炎症が生じます。この非自己を自己に変える作業をしているのが、腸です。

腸は、非自己である食べ物を細かく分解し、体内の構成成分と同じ「自己」に変換し、安全な状態にしてから身体に送り込みます。たとえば、たんぱく質はアミノ酸に、炭水化物はブドウ糖に、脂肪は脂肪酸とグリセリンという最小の成分に分解されます。

それらの成分は、体の構成成分と同じであり、自己です。自己であるからこそ、腸に設けられたトランスポーターを通過できるのです。これが消化吸収の働きです。

ところが、腸に細かな穴が開いていると、消化の不十分な成分が、腸壁をそのまま通過することになります。ここでもっとも問題になるのが、たんぱく質です。たんぱく質は肉や魚、卵、乳製品、大豆などに豊富ですが、他のあらゆる食品にも微量ながら含まれていて、種類数は数千万ともいわれます。

そうしたたんぱく質が、未消化のまま血液中に入り込むことで引き起こされる疾患が、食物アレルギーです。

アレルギーの原因物質（アレルゲン）はさまざまですが、そこに含まれるたんぱく質に免疫システムは反応します。特定のたんぱく質に反応した免疫システムが攻撃をしかけるなかで、そのたんぱく質を破壊する専用の〝武器〟がつくりだされます。これを抗体といいます。抗体がつくられると、アレルゲンが体内に入ってくるたびに炎症が生じ、つらい症状が現れるようになるのです。

食物アレルギーの人が今、とても多くなっています。この疾患の背景にもリーキーガット症候群があります。未消化のたんぱく質が腸壁から体内にもれでることがなければ、抗体はつくられないからです。

さらに、外から侵入してきた病原体や有害物質、食べ物に付着していた農薬などの薬剤なども、炎症の原因になります。これらも本来は、腸で排除されるはずの物質です。しかし、リーキーガット症候群が起こっていると体内に入り込み、全身の血管でじわじわと「火事」を起こしていく原因になるのです。

腸内細菌が血管を丈夫にする

高血圧の改善には、血管の柔軟性をとり戻していくことが重要です。

そのためには、血管を劣化させる原因をとり除くこと。リーキーガット症候群を改善していくことが欠かせません。

今、先進諸国に住む大半の人が、症状の差はあるにしろ、リーキーガット症候群を経験しているとみられています。

リーキーガット症候群になると、血圧が上がりやすくなるだけでなく、さまざまな症状が現れます。

まず、栄養素の吸収がうまくいかなくなるため、疲労感が強くなります。眠っても疲れがとれない、朝起きるのがつらい、身体がずっしり重いなどの症状を日ごろ感じている人は、腸壁もれからくる栄養不足が関与している可能性があります。

さらに、便が緩くなったり便秘がちだったりなどの排便障害、頭痛、めまい、関節痛、食物アレルギー、花粉症など季節性のアレルギー、不安が強い、集中力不足、うつ病なども、リーキーガット症候群が起こす主な症状です。

そこで、47ページにリーキーガット症候群の自己診断テストをつくってみました。試してみてください。

また、50ページに掲載したのは、現在のところ、リーキーガット症候群が関与していると考えられている疾患や症状です。

★「リーキーガット症候群　チェックシート」

チェックが3つ以上の場合、低レベルのリーキーガット症候群が起こっている可能性が。6つ以上の場合、長引くリーキーガット症候群がすでに深刻な問題として現れている可能性が考えられます。

□ 処方薬や市販薬を長期にわたって飲み続けている。あるいは、頻繁に服用している。
□ 疲れやすい。やる気が起こらない。
□ よく下痢をする。あるいは、1日以上大便の出ないことがある。
□ ガスがよく出る。おなかが張って痛くなることがよくある。
□ 食物アレルギー、あるいは過敏症や不耐症と診断されている。
□ 花粉症など季節性のアレルギーだ。
□ アトピー性皮膚炎、または気管支喘息がある。
□ ストレスがたまっていると感じる。

□ ニキビや湿疹、発疹、酒さなどの皮膚症状がある。
□ イライラしやすい。気分のムラがある。不安や集中力不足などがある。
□ 潰瘍性大腸炎、クローン病、セリアック病などがある。
□ 頭痛や関節痛など痛みをよく感じる。
□ 小麦粉や乳製品をとるとおなかがゴロゴロしたり、腹痛を起こしたりする。
□ いつも何かしらの不調を抱えている。
□ 抗生物質（抗菌薬）の使用歴がある。
□ お酒をよく飲む。
□ タバコを吸う。
□ パンやパスタ、ピザ、うどん、ラーメンなど小麦粉食品をよく食べる。
□ 炭水化物やあまいものをよく食べる。
□ ふだん、野菜や海藻、キノコ類をあまり食べない。
□ レトルト食品や加工食品、お惣菜、市販のお弁当をよく食べる。
□ 頭痛や生理痛などで痛み止めをよく飲む。

□ 抗菌、除菌、殺菌などの薬剤、スプレーなどを頻繁に使う。
□ 風邪をよく引く。
□ 生活が不規則で、睡眠不足になりやすい。

腸が嫌がるものを食べていませんか?


なぜ、リーキーガット症候群の人が増えているのでしょうか。

高度経済成長以降、日本人の多くは、「腸が嫌がること」「腸内細菌を弱らせること」を毎日のように行うようになりました。

もっとも問題なのは、保存料など食品添加物を含む加工食品を日常的に食べることです。かつては防腐剤と呼ばれていた添加物が、今は保存料と呼ばれています。防腐剤では、消費者に与える印象が悪いからです。

しかし、防腐剤や保存料も目的は同じ。食品中で細菌が増殖して腐敗するのを抑えるために添加されます。

青山学院大学の福岡伸一教授の実験によれば、食品を腐敗させる細菌を寒天に入れ、保存料の一種であるソルビン酸を0・3パーセントのみ添加した培養液に入れると、細菌は数を増やすことがまったくできませんでした。

ソルビン酸はポピュラーな保存料で、ハムやソーセージ、かまぼこなどの食肉・魚肉のねり製品から、パンやケーキ、チーズ、ケチャップ、お菓子類にいたるまで、多くの加工食品に使われています。

店頭に陳列できる期間を長くし、食中毒を予防するためには、保存料が必要です。食中毒菌が含まれるような危険な食べ物をだれも買わないでしょう。ただそれは、食品メーカー側の意見です。

自分の腸に視点をあてて考えてみてください。食品中の細菌の増殖を止めるということは、腸に入ったとき、腸内細菌の活動にも少なからず影響を与えることになります。腸内細菌のエサになるのは、「生きた食べ物」です。

人類は誕生以降、自然界から得たものの生命を断った直後に食し、それをエサにする腸内細菌に多くの活動をしてもらうことで命をつないできました。腸内細菌が元気であっ

【リーキーガット症候群の関与が疑われる症状や疾患】

リーキーガット症候群（腸管壁浸漏症候群）	
ALS（ルー・ゲーリック病）*	狼瘡
アルツハイマー病	メタボリックシンドローム
不安とうつ	偏頭痛
ADHD（注意欠陥多動性障害）	多発性硬化症
自閉症	NAFLD（非アルコール性脂肪肝）、その他の肝臓障害
カンジタ、酵母菌過剰増殖	パーキンソン病
セリアック病、非セリアック型グルテン過敏	PCOS（多嚢胞性卵巣症候群）
慢性疲労症候群	むずむず脚症候群
クローン病	関節リュウマチ
線維筋痛症	皮膚の炎症（湿疹、乾癬、酒さ(赤ら顔)、皮膚炎、にきび
ガス、膨満感、消化器痛	Ⅰ型、Ⅱ型糖尿病
橋本病	潰瘍性大腸炎
過敏性腸症候群	様々なアレルギー、食物過敏

＊日本語の病名は筋委縮性側索硬化症。米大リーグ野球のレジェンド、ルー・ゲーリックが発症したことから、この名がある。

（「クリニカル・ガストロエンテロロジー＆ヘパトロジー」及び「ガット」を参考に作成）

てこそ、私たちの健康も守られるのです。

保存料を使った、腐らないものを食べるようになったのは、高度成長期以降です。腐らないというのは菌が棲息できず、エサにもならないということ。それは腸内細菌のエサにもなりません。

菌のエサにもならないものを、現代に生きる私たちは、「おいしい」といって日々食べています。これでは腸内細菌と良好な共生関係を結べるはずがありません。

もちろん、食品メーカーや食品協会では、多くの研究を重ねて人体に影響のない範囲の量を添加しているとしています。

しかし、保存料を「安全」とする主張には、「保存料を含む加工食品を、何年何十年も継続的にとり続けたとき、腸内環境はどうなるか」「保存料を含む複数の加工食品を一度にとったとき、腸内細菌にどう影響するか」という観点が抜け落ちています。

とはいえ、保存料を含む食品を日常的に食べる影響は明らかです。保存料はほとんどの加工食品に含まれます。加工食品を毎日のように食べる人の大便は貧弱です。

腸内フローラの状態は、毎日の大便に映しだされます。大便の約6割は水分ですが、残りの半分は腸内細菌とその死骸でできています。他は、はがれおちた腸の細胞や食べカスなどです。よって、大便が貧弱ということは、腸内細菌の種類も数も貧弱であることを表すのです。

最近は、保存料の害が周知され、「保存料不使用」をうたう加工食品も多くなりました。しかし、それを手放しには喜べません。保存料に変わる食品添加物として、日持ち向上剤と呼ばれる化学合成品を数種類組みあわせて使うケースが多くなっているからです。腸内細菌への影響がよりわかりにくく、複雑化してしまっているのが現状なのです。

「電子ドロボー」を発生させるな！

腸に与える影響が大きい食品添加物は、保存料や日持ち向上剤だけではありません。

食品添加物は、合成添加物と天然添加物に大別されます。合成添加物は、石油製品などから化学的に合成されたもので、「自然界にはまったくない化学合成物質」と「自然界に存在する成分に似せてつくられた化学合成物質」があります。

問題になるのはとくに前者の「自然界にはまったくない化学合成物質」です。人体を構成する細胞は、1万年前から変わっていないことがわかっています。裸同然の姿で野山をかけめぐり、狩猟採集をして食糧を得ていた祖先と同じ細胞のまま、私たちは文明社会を生きています。骨格や体格はずいぶん変わりました。でも、1万年という短期間では細胞や遺伝子までは変えられないのです。

1万年前の世界になかったものが入ってくると、体内では「活性酸素」が発生することがわかっています。

活性酸素とは、非常に酸化力の強い物質で、「電子ドロボー」とも呼ばれます。とても不安定な構造をしていて、触れるものから電子を奪いとり、自らの構造を安定させる性質をもつからです。電子を奪われた物質は、もとの働きを行えないほどに劣化します。この状態を酸化といいます。酸化した細胞が集まった組織は若々しさを失い、どんどん老化していきます。

私たちが呼吸で得た酸素は、エネルギー産生に使われますが、約2パーセントは活性酸素に変質します。これは避けられません。人間は、酸素を使ってエネルギー産生する生物である以上、酸化が起こす老化は防げないのです。

しかし、老化の速度をゆるやかにはできます。それには、身体のなかで必要以上の活性酸素を発生させないことです。そのためには、1万年前の世界になかったものを、できるだけ体内に入れないことが肝心なのです。

1万年前の世界になかったものは、免疫システムにとって非自己です。こうしたものが体内に入ってくると、免疫はそれに攻撃をしかけます。その際、顆粒球という免疫細胞が異物を排除するために、活性酸素を噴射するのです。異物の体内量が多くなれば、そのぶん、顆粒球の数も増え、活性酸素の発生量も増えます。同時に、炎症も起こります。一方、闘いを終えた顆粒球はまもなく死に絶えるのですが、その際にも活性酸素が発生します。

加工食品をふだんから意識せずに食べている人は多いでしょう。ふたを開けるだけ、お湯を注ぐだけ、電子レンジで加熱するだけで食べられる食品は、たしかに便利です。

でも、その便利さの代償を、炎症と老化という形で身体が払っていることです。このことを忘れれば、老化は速まります。当然、血管の老化を招くことにもなるのです。

「自然界にはまったくない化学合成物質」を含む食品の摂取をやめるだけでも、血圧はかなり安定してくるだろうと、私は考えています。

薬のいらない体になるために

化学物質の悪影響をとくに受けるのは、腸です。

食べ物という非自己を受け入れ、それを自己に変える腸には、免疫の約7割が集まっています。腸は人体最大の免疫器官なのです。

そのため、腸に1万年前になかった物質が入ってきたときの影響も大きくなります。活性酸素も多く発生します。同時に炎症も起こります。こうしたことによって、腸の上皮細胞は傷つき、細胞間の連結はゆるみ、腸壁もれを起こしやすいのです。

なお、上皮細胞を傷つけるのは、化学合成の食品添加物だけではありません。降圧剤などの薬も、多くの化学物質からつくられています。

降圧剤の問題点の一つは、血圧コントロールのために、薬を長年にわたって飲み続けることにあります。

人体はもともと活性酸素を消す酵素をもっているのですが、20代をピークに酵素の量は減っていきます。そうしたなかで、薬を慢性的に飲み続けていると、活性酸素の発生量が酵素の働きを上回り、腸の細胞を継続して傷つけてしまうことになります。

ただし、長年、降圧剤を飲み続けてきた人が「リーキーガットを治すため」と、ある日突然、断薬するのは危険です。薬で血圧を下げることに身体が慣れきっているために、突然に薬効を失うと、対応しきれないからです。

こうした人は、まずは本書で紹介する腸によい食生活を実践し、リーキーガット症候群を改善していきましょう。血管の炎症がおさまって柔軟性がもどってくれば、まもなく薬を使わずとも血圧を上手にコントロールできるようになってきます。

一方、今、降圧剤を使っていないという人は、1カ月間を目安に本書がすすめる食生活の改善にとりくんでみてください。

腸内フローラの細菌バランスが入れ替わり、良好な腸内環境が築かれるまでには、生活改善を始めてから約2週間がかかります。良好な腸内バランスが築かれると、次に腸の上皮細胞の新陳代謝がスムーズに行われ、だんだんと腸にあいたすき間が埋まっていき、細胞間の連結も整ってきます。腸の現在の状態にもよりますが、だいたい1カ月後には、リーキーガット症候群が改善してくると考えられます。

その後、血管内の炎症がおさまっていき、血管の細胞の新陳代謝によって、柔軟で若々しい血管がよみがえってくるでしょう。

よくなっていく自覚症状としては、日常の生活ですぐわかることがあります。例えば、ちょっと無理をしても不整脈が出ない。階段の上りが楽になる。重い荷物を持っても苦しくならない。急に走ったり山登りなどをしても息が上がらない。こういう体調になってくれば、動脈硬化は改善されてきていると考えてよいでしょう。

糖尿病と腸壁もれは深い関係

高血圧ともリーキーガット症候群とも関係の深い疾患があります。それは、糖尿病です。

現在日本では、糖尿病の人がその予備軍も含めると1000万人を上回るとされています。日本人の12人に1人が糖尿病かその予備軍と推計されるのです。

糖尿病は、「すい臓が悪くなる病気」と多くの人が理解しています。でもこれは「すい臓の老化が、血糖を下げるホルモンのインスリン分泌量を減らし、血糖値を上げる」というような単純な病気ではありません。高血糖は全身の炎症に発展し、それにともなってインスリンの働きを悪くしてしまうことがわかってきたのです。

糖尿病の人は、全身の血管に軽い炎症を慢性的に起こしています。炎症を起こしている周辺の細胞では、インスリンがうまく働かない状態になります。結果、全身の炎症が糖尿病をさらに悪化させることになるのです。

糖尿病の最大の原因は、肥満です。脂肪細胞が肥大化すると、血液中にさまざまな有害物質をだし、血糖値をコントロールする機能を働かなくさせます。この脂肪細胞が肥大化して出す有害物質は、体内の炎症を助長する物質でもあるのです。

また、糖尿病の人は、血液中のＬＰＳという物質の濃度が高いことが知られています。ＬＰＳは腸内細菌が出す毒素の一種です。腸内細菌は私たちの健康に不可欠な成分の多くを生成しますが、反面、腸内環境が乱れると、身体に有害な毒素を発生させるようになります。そうした毒素が、リーキーガット症候群になると、血液中にもれだしてくるのです。

つまり、糖尿病の背景にもリーキーガット症候群があるということです。腸壁もれの結果、生きた腸内細菌ばかりでなく、腸内細菌がだす毒素も血管内に侵入し、全身の血管に炎症を起こして、糖尿病をさらに悪化させていくのです。

なお、糖尿病の人は血圧が高くなりやすく、2人に1人が高血圧患者です。リーキーガット症候群によって生じる血管の炎症は、糖尿病だけでなく高血圧も引き起こすということです。

しかも、糖尿病と高血圧を合併させると、脳卒中や心筋梗塞の発症リスクが高まることもわかっています。

血圧よりも「CRP」に注目しよう

高血圧になると、血圧が気になり、一日に何度も測る人がいます。

血圧のコントロールには測定も大事です。でも、神経質になってもいけません。

今、血圧の数値が気になってしかたなく、一日に何度も測ってしまう「血圧不安症」

と呼ばれる人が多くなっています。

家庭用の血圧計が普及し、自宅で気楽に測れるようになったのはよいことですが、数値を気にするあまり、一日に何度も測定するのはよくありません。「数値が気になる」というストレスから、測定するたびに血圧が上がってしまうという人も多いのです。こうなると、測定はかえって逆効果です。

血圧は、一日のなかで何度も変動するのが自然です。起床後や食後、運動後、入浴後などで、ころころと変わるのです。

よって、血圧の数値に一喜一憂しないこと。「だいたいどのくらい」という数値がわかればよいのです。1週間に1度測るだけでも十分なくらいです。

測定は、リラックスしているときがベストです。よくいわれるのは、起床後1時間たってから、安静な状態で行うとよいとされます。でも、大事なのはリラックスした状態で測定すること。リラックスしているときなら、いつでもよいと思います。

それよりも、もっと注目してほしい数値があります。それは、「CRP（C‐リアクティブ・プロテイン）」です。血液検査で測定されるこの数値は、体内で生じる炎症の度合いを表します。血液検査の結果票がある方は確認してみてください。高血圧を根本から改善するには、CPRの数値が重要です。

炎症や組織細胞の破壊が生じると、CRPというたんぱく質が血液中に増えます。よって炎症性の疾患が生じるとCRPの数値は上昇します。

反対に回復すると、減少します。血管での炎症がなくなれば、やがて血管が若々しさをとり戻し、血圧も安定してくるでしょう。

日本人間ドック学会によると、CRPの基準値は、0.30mg/dL以下。0.31〜0.99mg/dLは要注意、慢性炎症があると1.00mg/dL以上になるということです

無作為に80歳以上の高齢者100人を選び、CRPを調べたところ、0.30〜1.00mg/dLあたりが多かったのに対し、100人のセンテナリアンは、ほとんどの人が0.3mg/dL以下であることがわかりました。

センテナリアンとは「一世紀を生き抜いた人」という意味。100歳以上の方への敬称です。世界的に見てもセンテナリアンは増えていて、日本だけでも現在7万人弱の方がいます。

元気なセンテナリアンには、いくつかの共通点があります。もっとも重視されているのが、炎症です。センテナリアンは体内の炎症が少ないのです。CRPの値が0.3mg/dL以下ということは、体内の慢性炎症がきわめて少ないことを示します。リーキーガット症候群も起こっていないと考えられます。健康長寿のためにも、リーキーガット症候群はあってはならないことなのです。

「万能成分」を腸でつくりだす

高血圧の改善には、腸にどうアプローチしていくとよいでしょうか。

もっとも大事なのは、「腸内細菌に良質なエサを与える」ということです。腸内細菌のエサは、私たちが今日食べたものです。細菌は好物をエサにすると繁殖力を高めます。ですから、どのタイプの細菌を優勢にしたいのかは、何をどう選んで食べるのかによって自分でコントロールしていける、ということです。

これによって、腸のなかで合成される成分も違ってきます。

高血圧の改善に必要なのは、「短鎖脂肪酸」です。この成分は主に腸内細菌がつくりだします。短鎖脂肪酸は、炎症を抑える抗炎症作用に優れているのです。とくに粘膜の荒れを防いだり、粘膜を保護したりするのに力を発揮することがわかっています。

短鎖脂肪酸は、腸の上皮細胞のエネルギー源ともなる物質です。上皮細胞はたえず粘液を分泌して腸壁の状態を整え、炎症を改善するよう働いています。この粘液を分泌するエネルギー源にも、短鎖脂肪酸はなります。

よって、短鎖脂肪酸が十分に分泌されるようになれば、腸壁の細かな穴はふさがれ、リーキーガット症候群も改善され、腸で生じている炎症がおさまっていきます。

しかも、短鎖脂肪酸の生成量が増えると、体内にも吸収されるようになります。こうなると、血管などの随所で抗炎症作用を発揮し、高血圧の改善にも役立つのです。

善玉菌にエサをあげればすべてがうまくいく

腸内細菌は、便宜上、健康増進に働く「善玉菌」、数を増やしすぎると病原性を生じる「悪玉菌」、善玉菌と悪玉菌のうち優勢なほうの味方をする「日和見菌」に大別されます。

もっとも細菌数が多いのは、日和見菌です。腸内フローラは「日和見菌7割、善玉菌2割、悪玉菌1割」のバランスで整ったとき、短鎖脂肪酸の生成量も多くなります。

高血圧の改善に大事なのは善玉菌にエサをあげること。善玉菌優勢にコントロールできると、日和見菌がいっせいに善玉菌の味方をし、腸内フローラが良好に整います。

善玉菌の代表は、乳酸菌やビフィズス菌です。これらの菌が優勢になると、腸内が弱酸性に保たれるようになります。短鎖脂肪酸が増えるからです。

短鎖脂肪酸は、その名からもわかるように酸性の成分です。酢酸、酪酸、プロピオン酸などの有機脂肪酸の総称です。酢酸といえば、お酢の主成分。お酢も発酵食品の一つですが、短鎖脂肪酸は腸内細菌がエサを食べて発酵する際に生成されるお酢の仲間、と考えるとわかりやすいでしょう。

では、いったい何を食べると腸のなかで短鎖脂肪酸を増やせるでしょうか。

具体的には2つ。「水溶性食物繊維」と「オリゴ糖」です。

これらは善玉菌の大好物です。とてもよいエサになります。しかも、水溶性食物繊維は日和見菌と悪玉菌にとっても大好物で、これをエサとしていると日和見菌は善玉菌に味方しやすく、悪玉菌は異常繁殖などせずに腸によい働きをするようになります。

もともと腸は食物繊維やオリゴ糖を消化できません。腸内細菌がエサとして食べることで、腸内でさかんに発酵が進みます。その過程で短鎖脂肪酸が発生するのです。

経済が豊かになると血圧も上がる

水溶性食物繊維やオリゴ糖というエサを日常的に得られるようになると、腸内細菌は活動力を高め、短鎖脂肪酸をさかんにつくりだすようになります。

すると、腸内環境が整い、腸壁の状態も良好になり、腸内フローラも健全にたもたれます。リーキーガット症候群を防いで高血圧を改善していくには、腸によってこうした良好なサイクルを築くことが欠かせません。

ところが、日本人の食物繊維の摂取量は、大きく減ってきています。戦前は、一日に25～30グラムもの食物繊維をとっていました。ところが現在では、10グラムちょっとという量まで落ち込んでいます。ほぼ3分の1にまで減少しているのです。

食物繊維の摂取量が減れば、当然、善玉菌の数も腸内細菌の総数も減り、腸内フローラは悪玉菌優勢に変質します。こうなると短鎖脂肪酸をつくりだせなくなるどころか、悪玉菌が異常繁殖して有毒物質をつくりだすようになります。具体的には、アンモニアやフェノール、インドールなどです。

こうした成分が血液中に入り込んでしまうと、血管を傷つけ、劣化させることになります。このことも、高血圧を増やす一因なのです。

高血圧患者は、高度経済成長のころから日本が豊かになるなかで、右肩上がりに増えています。一方、食物繊維の摂取量は、同じころから下降線をたどっています。経済が豊かになって食が多様化するなかで食物繊維の摂取量が減り、それによって悪玉菌優勢の腸に日本人はなりやすくなりました。そのことが、高血圧の人を増やす原因になっていると考えられるのです。

だからこそ、高血圧の改善には水溶性食物繊維の摂取が重要です。

血圧改善のために積極的に食べたいもの

水溶性食物繊維は、水を含むとドロドロのゲル状になる性質をもちます。ゲル状になった食物繊維が腸内細菌のとてもよいエサとなり、腸のなかで発酵して短鎖脂肪酸を生みだします。

水溶性食物繊維を多く含む食品は以下のとおりです。

◎水溶性食物繊維の多い食品

【海藻類】　昆布、ワカメ、メカブ、モズク、ヒジキ、焼きのりなど

【キノコ類】　シイタケ、ナメコ、エノキダケ、シメジ、マイタケ、マッシュルームなど

【野菜・根菜類】　エシャロット、ニンニク、ゴボウ、オクラ、メキャベツ、菜の花、モロヘイヤ、春菊、山芋、サツマイモ、ニンジン、カボチャ、ニラ、ブロッコリー、サニーレタス、玉ネギ、キャベツなど

【豆類】　納豆、インゲン、きな粉、小豆など

【穀類】　もち麦、押し麦など
【果物】　ユズ、キンカン、レモン、アボカド、キウイフルーツ、プルーン、干しブドウなど
【その他】　梅干、らっきょう漬けなど

こうした食品を毎日の食事のなかで積極的に食べることです。食物繊維というと、かたくてすじばっていて少々食べにくいイメージがあるかもしれません。でも、水溶性の食物繊維の豊富な食品にさほどかたいものはなく、高齢でも食べやすいものも多くあります。

一方、オリゴ糖は、炭水化物の一種ですが、人の消化酵素では消化できない難消化炭水化物です。胃と小腸では消化されず、大腸まで届けられます。そして大腸において腸内細菌のエサとなります。とくに大腸内に多いビフィズス菌の大好物です。

なお、オリゴ糖は糖質の一種でありながらエネルギー源とはならないので、ダイエットにも最適です。そのため、オリゴ糖の甘味料も多く売られています。ただ、商品のなかにはオリゴ糖の含有量が少ないものもあります。購入を考える際には、原材料をよく確認しましょう。

◎オリゴ糖の多い食品
【野菜・根菜類】　玉ネギ、エシャロット、チコリ、にんにくなど
【豆類】　大豆、きな粉、インゲン、エンドウ豆、小豆、空豆、大豆など
【果物】　バナナなど
【その他】　甜菜糖、ハチミツ、甘酒など

善玉菌も増えすぎれば悪さをする

水溶性食物繊維やオリゴ糖を毎日きちんととっていると、腸内環境が整い、やがて腸壁の状態もよくなり、血管の炎症もおさまっていきます。

ただし、これらをとりすぎたために、おなかがはって痛くなる人がなかにはいます。こうした人は、ＳＩＢＯかもしれないので、注意が必要です。

ＳＩＢＯとは、日本語で「小腸内細菌増殖症」という意味。大腸にいる腸内細菌約１０

0兆個に対し、小腸内は約1000億個です。SIBOになると、大腸にいるはずの腸内細菌が小腸にのぼって増殖するようになります。水溶性食物繊維やオリゴ糖のとりすぎが原因し、大腸での繁殖力が高まって、小腸内にまで広がってしまうのです。そのため、ガスが大量に発生しておなかがパンパンにはり、痛みが生じます。

こうなると、小腸内でも炎症が生じ、かえって腸壁が荒れてしまいます。また、SIBOになると短鎖脂肪酸の量が過剰になり、それが腹痛の原因になるとも指摘されています。短鎖脂肪酸はリーキーガット症候群と高血圧の改善に不可欠な成分ですが、どんなによい成分も過剰になりすぎると、かえって害となることがあるのです。

では、どのように加減するとよいでしょうか。

第一に、水溶性食物繊維やオリゴ糖をとったあとに、おなかがパンパンにはり、ガスがたくさんでるようでしたら、明らかにとりすぎです。

第二に、一つの食品で摂取量を満たそうとするのではなく、いくつかの食品を組みあわせて食べることです。一人の腸にいる細菌の種類は、平均200種です。人によって、どんな菌が腸内にいるのかは異なり、それによって好みのエサも違ってきます。

1つの食品ばかりを食べすぎると、特定の菌ばかりが増え、腸内バランスが乱れる原因になります。それが善玉菌の仲間であっても、バランスが崩れれば腹痛が起こってきます。これを防ぐためにも、いろいろな食品から水溶性食物繊維をとることです。

たとえば、私が毎日食べているのは、「ネバネバ3兄弟」です。納豆のほかに、おくらや山芋、モロヘイヤ、メカブ、モズクなど、ネバネバ・ドロドロする食品を2個以上加え、よく混ぜてしょう油で味つけする簡単料理です。ネバネバ・ドロドロする食品には、水溶性食物繊維が豊富です。それらを3種類以上組みあわせることで、多くの種類の細菌にまんべんなくエサを与えることができます。

なお、「納豆が身体によい」と聞くと、そればかり大量に食べる人がいますが、これもよくありません。1食でとる適量は1品につきだいたい「1」と覚えておきましょう。納豆ならば1パック、キノコ類ならひと房、乾燥ワカメなら1つかみ、きな粉ならば1さじ、バナナならば1本という感じです。そうして1食につき、4〜5品の水溶性食物繊維食品やオリゴ糖をとるようにしていると、バランスよく腸の健康を整えていくことができます。

腹痛を起こさない食の選び方

食後におなかがはったり、ガスがたくさんでたり、下痢をしたりなど、SIBOが疑われる人は、「低FODMAP食」を試すことで、腸内環境を整えていきましょう。

この食事療法は、ハーバード大学やイエール大学、コロンビア大学、そして日本消化器病学会も推奨する方法です。SIBOを引き起こすと考えられるFODMAP食を避けることで、小腸内の異常発酵を抑えていくことを目的とします。本来発酵食品は体にいいものですが、何事も「過ぎたるは及ばざるがごとし」で、偏り過ぎてはいけません。

FODMAPとは、以下の頭文字からつくられた言葉です。一言でいえば、「腸内細菌のエサになるような発酵性のある糖質」のことです。

「F」Fermentable（発酵性）　ヨーグルトなどの発酵食品
「O」Oligosaccharides（オリゴ糖）　豆類や玉ネギ、ニンニク、小麦粉食品など

「D」Disaccharides（二糖類）　牛乳、ヨーグルトなどの乳製品
「M」Monosaccharaides（単糖類）　リンゴ、ナシ、アボカド、プルーンなどの果物、ハチミツなど
「A」And（そして）
「P」Polyols（ポリオール）　マッシュルーム、カリフラワー、サツマイモ、シイタケ、コーンなど

これらの糖質は、小腸では吸収されません。一度にたくさんとると、小腸ではその濃度を薄めようとして、腸内の水分量を増やします。このため、下痢が起こりやすくなります。

一方、大腸では大量のエサが入ってきたことで腸内細菌が発酵を急速に進めます。それにより、ガスが大量に発生して小腸に上がり、おなかがはって痛くなるのです。

ただし、すべてのＦＯＤＭＡＰ食がその人にとってのＳＩＢＯの原因になるわけではありません。自分の腸にどのような種類の菌がいるかで違ってきます。

そこでＳＩＢＯが疑われる人は、下痢や腹痛を起こした際、その前に食べた食事を１

品1品観察してみましょう。そして、FODMAP食にあてはまる食品を順々にやめてみて、腹痛を起こす原因となる食品を探してみてください。

その食品を控えた日に腹痛が起これはそれは原因ではありません。起こらなければ、あなたのSIBOの原因だとわかります。

私の友人は、朝の通勤ラッシュ内で腹痛と下痢をくり返していました。彼は、毎朝、パンとヨーグルト、カフェオレを定番食としていました。

そこで、私のアドバイスにしたがい、「味噌汁、焼き魚、ネバネバ3兄弟、サラダ」という和食に変えました。

すると、長年の腹痛がおさまり、今ではトイレで途中下車することなく、快適に通勤できるようになっています。

腸内フローラしだいで免疫の性質は変わる

「過ぎたるは及ばざるが如し」とよくいいます。

腸の健康には、とくにこの言葉があてはまります。腸内細菌の世界は、それほど繊細ということです。ですから、大切にあつかってあげることです。「○○を食べると健康によい」という健康情報がたえず流れてきますが、1品だけを大量に食べてなんとかできるほど、腸内フローラの世界は単純ではありません。

水溶性食物繊維とオリゴ糖を適度にとりながら、腸の嫌がるものを避けていると、腸内フローラは見事に育っていきます。

そうして腸内環境を整えて短鎖脂肪酸を分泌できるようになると、短鎖脂肪酸を炎症の防止と健康増進に役立てていけるのです。

しかも、短鎖脂肪酸には免疫力も強化する作用もあります。

免疫システムの主役は白血球であり、白血球にはリンパ球とマクロファージと顆粒球という3つの種類の免疫細胞がいることはお話ししました。このうちのリンパ球には、T細胞という免疫細胞がいます。

T細胞は、生まれたての未熟な段階ではどれも同じです。それが、成長とともに大きく3つのタイプにわかれていきます。

一つは、「キラーT細胞」です。体内に侵入してきた病原体や毒素を排除する免疫細胞で、攻撃的な性質をもちます。

二つめは、「ヘルパーT細胞」です。司令塔の役割をする免疫細胞で、キラー細胞などに攻撃の指令を出します。

三つめは、「制御性T細胞」で、「Tレグ」とも呼ばれます。その名のとおり攻撃を制御する免疫細胞で、キラーT細胞をなだめる役割を担っています。

このなかで、体内の炎症を過激にするのは、キラーT細胞です。攻撃役のキラーT細胞ばかりが多くなると、非自己となる物質にキラーT細胞がしかける攻撃が激しくなり、炎症が強く現れます。しかも、キラーT細胞が多く集まると暴走しやすく、炎症がますます悪化してしまうのです。

このキラーT細胞の暴走を止めるのに大事なのが、制御性T細胞です。なだめ役の制御性T細胞が多くなると、キラーT細胞がおとなしくなり、非自己との争いも激しくならずにすみます。こうなると、炎症の度合いが小さくてすむのです。

つまり、血管の炎症を抑えて若々しい柔軟性をとり戻すには、制御性T細胞を増やす必要があります。

そのためにはどうするとよいでしょうか。

腸内フローラを整えて短鎖脂肪酸を分泌することです。

腸や血液に短鎖脂肪酸が多いと、制御性T細胞がたくさんつくられるようになります。未熟なT細胞が3つのタイプのT細胞へと分化していく際、短鎖脂肪酸の一種である酪酸が働いて、制御性T細胞へと成長する細胞が多くなるとわかっています。

だからこそ高血圧の人は、水溶性食物繊維とオリゴ糖を適切にとって、短鎖脂肪酸が体内にまでしっかりめぐるようにし、血管の炎症を改善していくことが大事なのです。

脂肪細胞の成長を止めれば血圧は下がる

高血圧の人は、太っている人が多いものです。肥満者は正常体重者と比べて、約2〜3倍も多く高血圧になると推計されています。肥満も高血圧を悪化させるリスクファクターになります。高血圧で医療機関を受診して、「やせましょう」といわれてしまうのは、このためです。

短鎖脂肪酸は、ダイエット効果もあることがわかっています。

短鎖脂肪酸の多くは、大腸にいる約100兆個の腸内細菌に良質なエサを与えることで生成されます。腸で使われなかったぶんは血液中に流され、一部は脂肪細胞に届けられます。

脂肪細胞は人体に数百億個もあり、脂肪の合成や分解などを行っています。また、脂肪をたくわえると数倍にも膨らんで、それでも脂肪が増えると、細胞分裂をして数を増やします。身体は、パンパンにふくらんだ脂肪細胞が増えることで、太っていきます。肥満の人は数百億もの脂肪細胞がふくれ、次々に増殖しているイメージです。

その脂肪細胞には、短鎖脂肪酸の受容体がついています。

受容体とは、特定の物質を感知するセンサーのこと。短鎖脂肪酸が脂肪細胞のセンサーと結びつくと、細胞は脂肪をとり込むのを止め、肥大化が防がれるのです。

脂肪細胞が肥大化をやめ、適切な大きさに戻っていけば、肥満は改善されます。そうなれば、高血圧の改善にも役立つでしょう。

実際、最高血圧が１６０程度の軽い高血圧ならば、４～５キロの減量で血圧は正常化するともいわれます。

太っている人は、水溶性食物繊維をとって短鎖脂肪酸をつくりだすことです。

腸内細菌には糖尿病を改善する働きも

糖尿病、高血圧、肥満。この３つがそろうと、突然死の危険性が高まることがわかっています。

私の知人の女性も、ある日突然、心筋梗塞で急逝しました。まだ50代でした。朝、いつもの時間に起きてこないので、家族が様子を見に行ったところ、亡くなっていたそうです。前日はとくに変わった様子がなく、亡くなる前も苦しんだ様子がなかったそうです。

糖尿病と高血圧を併発していると、心筋梗塞時に胸の痛みが起こらないこともあり、それによって発見が遅れることがあるのです。それほど心臓の負担が日常的に大きくなっているということでしょう。

ですから、糖尿病を併発している人は、血糖値のコントロールも必要不可欠な課題となってきます。ここでも、腸内細菌が重要な働きをします。

糖尿病は、ブドウ糖の消費をうながすインスリンが不足したり、働きが悪くなったりすることで起こってきます。インスリンは、膵臓から分泌されるホルモンです。

このインスリンの働きを改善する成分にインクレチンがあります。インクレチンは膵臓に働きけてインスリンの分泌を改善する作用をもちます。

インクレチンが分泌されるのは、腸の上皮細胞です。そこに短鎖脂肪酸があると、上皮細胞が刺激されてインクレチンが分泌されるのです。つまり、糖尿病の改善にも短鎖脂肪酸が欠かせないのです。

現在、インクレチンは糖尿病の治療薬にもなっています。薬としてインクレチンを飲むことで膵臓を刺激し、インスリンの分泌をうながすのが目的です。

でも、化学的につくられた薬を飲まなくても、短鎖脂肪酸をきちんと分泌できる腸を築けば、自前のインクレチンを生成できるようになります。自分の腸でつくられた成分のほうが、身体に適応しやすいのは明白です。

なお、アメリカでは短鎖脂肪酸を利用した糖尿病治療薬の開発も進められています。まだ研究段階ですが、短鎖脂肪酸が薬として使用される日もいずれくるのでしょう。

2章

動脈硬化でも「肉」は気にせず食べてよい

●この食べ方に変えれば数値はどんどんよくなる

「肉を食べると動脈硬化になる」はまちがい

血管の炎症は、高血圧を起こすだけではありません。動脈硬化も引き起こします。

動脈硬化も、心疾患や脳卒中の原因となり、突然死を起こす大きなリスクファクターです。

動脈硬化とは、「コレステロールが血管壁に付着した状態」と一般には語られます。私も医学生のうちから、何度もそのように教えを受けてきました。

しかし、最近の研究によって、原因となるのは、血管にたまったコレステロールそのものでないことがわかってきました。

つまり、コレステロールが直接の問題ではないのです。

さらにいえば、含有量の多い肉や卵の食べすぎが単純に動脈硬化を起こしているわけではない、ということもわかっています。

では、何が問題なのでしょうか。

最大の原因は、活性酸素です。

活性酸素は非常に酸化力の強い物質で、私たちの体内でたえず発生し、細胞を老化に導き、しかも炎症を悪化させます。このことは第1章でもお話ししました。

この活性酸素が、私たちの身体に酸化ストレスを与え、動脈硬化を引き起こす最大の原因だったのです。

コレステロールが減ると脳は正常に働けない

コレステロールには「善玉」と「悪玉」がある、という人がいます。この分類こそが、コレステロールを誤解させる最大の元凶になっています。

コレステロールに善玉も悪玉もありません。どちらも私たちの健康になくてはならないものなのです。

第一に、コレステロールは細胞膜の材料になる物質です。

人体を構成する約37兆個の細胞は、コレステロールを使って健康な細胞膜をつくります。細胞膜は内と外をしきる薄い膜です。生命活動に必要な物質は、この膜を通過して細胞内に入ります。反対に不要なものは、細胞膜を通って外へとだされます。

細胞の健康を守るために、何をとり込み、何を排出するのかを選ぶのも、細胞膜の役割です。細胞どうしで情報を伝えあう働きも、細胞膜は行っています。

コレステロールがたりなければ、細胞膜の質は弱くなります。こうなると細胞膜の正常な働きにとどこおりが生じます。

しかも、脆弱な細胞膜は活性酸素の害を受けやすく、炎症も起こりやすくなります。

すべての細胞にコレステロールはなくてはならない成分です。なかでもとくに必要としているのは、脳細胞です。脳の約8割は水分ですが、水分を除くと約6割が脂質でできています。その脳内脂質の20〜30パーセントを占めているのがコレステロールなのです。

実際、神経伝達という脳の働きが正常に働くには、脳内にコレステロールが正常に存在していることが必要とわかっています。

なお、「コレステロール値が低いほど暴力的になる」「コレステロール値が低いグループに、自殺、他殺、事故死が多い」「心筋梗塞を減らすためにコレステロール値を下げる治療をしたら、自殺や事故死が増えた」「うつ病患者はコレステロール値が低い」などいった調査も次々に発表されています。

コレステロールは健康長寿の源に

「食事のカロリーを制限すると、長寿遺伝子が活性化する」
「肉を食べずに粗食を続ければ長生きできる」

このような説を信じ、粗食を続けるのは危険です。体力のある若いころは、それでもまだなんとかなります。しかし、高齢になっても粗食を続けると、低栄養になって命を縮める危険性が高くなるのです。

今、高齢者の健康で大きな問題になっているのが「新型栄養失調」という新たな病気です。国は70歳以上の５人に１人が、新型栄養失調になっていると報告しています。しかも、これと診断された高齢者は、一年後に約半数が亡くなるという衝撃の報告もあるのです。

新型栄養失調の原因は、「コレステロール値が高くなるから」「太るから」「健康に悪いから」と、肉や卵などを控える人が多いことにあります。これが命を縮める原因になってしまうのです。

しかし、50歳を過ぎた人が元気に長生きするためには、肉や卵が必要です。コレステロールは男性ホルモンや女性ホルモンの材料にもなるからです。

男性も女性も、50歳前後の更年期を境に、性ホルモンの分泌が減ります。男性の場合はだんだんと減っていき、女性の場合は閉経とともにいっきに減ります。

性ホルモンは、生殖に必要なだけのホルモンではありません。男性は男性らしい、女性は女性らしい輝きと、魅力と、元気と、活動意欲と、パワーを築いてくれる分泌物なのです。長生きにも欠かせません。人の体内ではさまざまなホルモンが分泌されていますが、性ホルモンは「長寿ホルモン」の一つにも数えられています。

だからこそ、高齢で元気な人はコレステロールが少々高めです。材料があってこそ性ホルモンをつくることができ、健康長寿を実現できます。肉や卵を控えては、性ホルモンの分泌もままなりません。

よって、40歳以降の人で「やる気がない」「疲れがとれない」「気持ちが沈む」などの症状を日常的に感じている人は要注意です。

実際、「コレステロールが高いほど死亡率が低かった」という大規模研究や、「コレステロールを下げる薬を服用しても、心臓病予防効果は見られない」とする研究報告が海外から届いています。

日本でも、医師や栄養学者らでつくる日本脂質栄養学会によって「コレステロールは少々高いほうが長生き」という指針がまとめられています。

コレステロールの多くは肝臓でつくられる

コレステロールに対する考え方は、現在、世界的にも変わってきています。

2013年に米国心臓病学会と米国心臓協会のガイドラインから、悪玉といわれるLDLコレステロールの管理目標が消されました。続けて、日本でも2015年にはコレステロールの摂取制限が取り消されています。「目標値を策定するのに十分な科学的根拠が得られなかった」というのが理由です。

これまで、コレステロールを含む食品を多く食べると、血液中のコレステロール値がそのまま増えると考えられていました。戦後、伝統的な和食より欧米食を食べる機会が多くなるなか、心筋梗塞や脳梗塞などの罹患数が増えました。その原因が、肉や卵などに多いコレステロールにあると考えられるようになったのです。

しかし、これが間違いであったことがわかっています。

そもそも、コレステロール含有量の多い食品をとったところで、血中のコレステロール値に影響を大きく与えるわけではないからです。体内にあるコレステロールのうち、食事からの摂取分はわずか2割程度です。残りの約8割は、食事の摂取分に関係なく、肝臓によってつくられています。

多くの人は、加齢とともにコレステロール値が上がっていきます。食事に気をつけていても、高くなってしまう人もいます。これは、身体が必要としているために、肝臓での生成量が増えているのです。

とくに女性は、更年期を境にコレステロール値が急上昇します。女性ホルモンの分泌量がいっきに減るために、それに対応しようと、材料であるコレステロールの合成量を増やしているとも考えられるのです。

かえって、良質なコレステロールを食事からとることは、肝臓の負担を減らすことになります。身体が欲するコレステロール量を肝臓がつくりだすぶんを、食事が補ってくれるからです。反対に、コレステロールの摂取量が少なければ、肝臓は必要なぶんを合成することになります。このように、肝臓では調整機能が働いているのです。

なぜコレステロールに「善」と「悪」があるのか

では、なぜコレステロールには「善玉」と「悪玉」と呼ばれるものが存在するのでしょうか。

コレステロールは脂質です。そのままでは血液中に溶け込めません。血液中に溶け込めなければ、コレステロールを必要としている細胞に届けられません。そのために、血液中の脂質はたんぱく質と結びついて小さな粒子「リポたんぱく」になることで、血液中に溶け込んでいます。この脂質は「アポたんぱく」と呼ばれるたんぱく質で覆われています。

リポたんぱくは、運んでいる脂質の種類や割合によって大きさが異なり、５つのタイプのリポたんぱくがつくられます。このうちの２つに「ＬＤＬコレステロール」と「ＨＤＬコレステロール」があります。

ＬＤＬコレステロールは、コレステロールを全身に運ぶ働きがあります。しかし、その量が過剰になると、よぶんなコレステロールが血管にたまって動脈硬化の原因になるとされています。

このために、コレステロールの運び屋であるＬＤＬコレステロールは「悪玉」と呼ばれてしまうのです。だからといって、ＬＤＬコレステロールがなければ、私たちは健康を保てません。

一方、ＨＤＬコレステロールは、血流に乗って全身をめぐるなか、よぶんなコレステロールや血管にたまったコレステロールを回収して肝臓に戻す働きがあります。一言でいえば、コレステロールの掃除屋です。

よってＨＤＬコレステロール量を増やせると、よぶんなＬＤＬコレステロールを減らせることから、こちらが「善玉」と呼ばれます。

ただ、ここまで読んでいただいたとおり、ＬＤＬコレステロールもＨＤＬコレステロールも身体にとって必要な脂質です。コレステロールに善玉も悪玉もない、というのは、どちらも身体に不可欠な脂質だからです。

動脈硬化はいかに起こるのか

運び屋であるＬＤＬコレステロールが、活性酸素の攻撃を受けると、性質のまったく異なる「極悪コレステロール」ができあがります。活性酸素によって酸化したＬＤＬコレステロールは、「酸化ＬＤＬ」とも呼ばれます。

この酸化ＬＤＬこそが、動脈硬化を進行させる原因物質で、真の悪玉コレステロールです。酸化ＬＤＬは毒性の強い物質で、これが血管内をめぐったり、たまったりすると、血管を傷つけ、ボロボロにするのです。

運び屋のＬＤＬコレステロールには、傷ついた血管壁を修復する働きがあります。そのためにＬＤＬコレステロールは傷ついた血管部分に入り込んでくるのですが、同時に、酸化ＬＤＬも入り込んできてしまうのです。

酸化ＬＤＬは、免疫システムにとって血管にダメージを与える〝敵〟です。これを排除しようと、免疫細胞が働き始めます。

このとき稼働するのは、「貪食細胞」と呼ばれるマクロファージという免疫細胞です。マクロファージには、敵をどんどん食べていく働きがあります。それによって戦闘態勢に入ったマクロファージは、「炎症性サイトカイン」という物質をだして、仲間を次々に集めていきます。

でも、マクロファージは酸化ＬＤＬを消化できず、これを食べて「泡沫細胞」という物質に変性します。泡沫細胞とは、酸化ＬＤＬを体内に抱えたマクロファージのことです。この泡沫細胞がさらに炎症性サイトカインを放出し、炎症反応を慢性的に起こしていくことになります。しかも、泡沫細胞が死ぬと、体内から酸化ＬＤＬが飛びだしてきて、血管の壁にたまっていきます。

炎症が起こっている血管には、さらにマクロファージもコレステロールも集まってきます。それによって泡沫細胞や酸化ＬＤＬの蓄積量も増え、おかゆのようなやわらかな沈着物となってたまっていき、血管壁の内膜がどんどん厚くなります。こうしてできた血管のこぶを「プラーク」と呼びます。

動脈硬化によってプラークができると、健康は大きく害されることになります。血液の通り道が狭くなるため、血流が悪くなるからです。血管が収縮することで血流がとだえることもあります。それによって、血液を介して全身に送られる酸素や栄養の供給もとどこおりやすくなります。エネルギー源となる酸素や栄養がとだえれば、臓器は正常に働けなくなりますし、慢性的に疲れを感じやすくなります。

さらに動脈プラークは、大きくなると破裂してその部分に血栓という塊をつくることがあります。これが心臓の血管でつまると、心筋梗塞になり、脳でつまると脳梗塞になるのです。

動脈硬化を起こしやすいのは極小タイプ

現代の医療では、動脈硬化の成り立ちを単純化し、「動脈に悪玉コレステロールがたまると、動脈硬化になる」と一言で患者さんに説明します。わかりやすい反面、大きな誤解も生んできました。

健康に不可欠な運び屋のＬＤＬコレステロールを「悪玉」と勘違いさせ、排除の対象としてしまったのです。

しかし、問題になるのは酸化ＬＤＬです。この生成さえ抑えられれば、動脈硬化を防げるのです。

ＬＤＬコレステロールには、とくに酸化しやすいタイプがあるとわかっています。その違いは、「粒子の大きさ」にあります。ＬＤＬコレステロールのなかには、粒子の小さな「スモールデンスＬＤＬ」と呼ばれるものが存在します。この小型コレステロールは、非常に酸化されやすいという性質をもちます。しかも、粒子が小さいぶん、血管壁にも入り込みやすいのです。

しかも、スモールデンスＬＤＬは、血管に長い時間存在し続けます。通常の大きさのＬＤＬコレステロールは、血液中にある期間が約２日間なのに対し、スモールデンスＬＤＬは約５日間も存在します。

そのぶん、活性酸素にさらされる期間も、血管壁に入り込む期間も長くなります。

こうしたことによって、スモールデンスＬＤＬが増えると、動脈硬化が進みやすくなるのです。

肉をやめるより、ご飯をやめなさい

動脈硬化を予防・改善するには、スモールデンスＬＤＬを減らすことです。

スモールデンスＬＤＬは、中性脂肪が多くなると数を増やします。

中性脂肪とは、食事で摂取したエネルギーのうち体内で消費しきれなかったぶんが肝臓で変換され、蓄えられる脂肪です。とくに中性脂肪に変換されやすいのは、ブドウ糖です。ブドウ糖がエネルギーとして使われずに残ると、肝臓や脂肪細胞に蓄積されます。それが脂肪肝や肥満の原因にもなってきます。

肝臓でつくられるリポたんぱくには、５つの種類があると前にお話ししました。肝臓から放出されたばかりのリポたんぱくは粒子も大きく、コレステロールだけでなく中性脂肪も含まれます。この粒子の大きなリポたんぱくは、「ＶＬＤＬ（超低比重リポたんぱく）」と呼ばれます。

肝臓で中性脂肪がつくられすぎると、中性脂肪が多くてコレステロールの少ないＶＬＤＬがたくさん生成されます。この大きなリポたんぱくが全身をめぐるなか、エネルギー源となる中性脂肪がまず減っていきます。すると、コレステロール量が少なくて質の悪いスモールデンスＬＤＬが生まれてしまうのです。

よって、スモールデンスＬＤＬを増やさないためには、悪玉と呼ばれるＬＤＬコレステロールよりも、中性脂肪こそ減らすべきなのです。

中性脂肪は、食べすぎると大量に生成されます。とくにブドウ糖を多く含む炭水化物をとりすぎたときに、中性脂肪は多くなります。

炭水化物とは、ご飯、パン、麺など主食になる食品です。また、糖質量の多いお酒やお菓子類のとりすぎも中性脂肪の値を高める原因になります。

動脈硬化を防ぎたいならば、肉や卵を控えるより、主食やお酒、お菓子類の摂取量を減らすことのほうが大事なのです。

リーキーガット症候群が動脈硬化を悪化させる

動脈硬化の発生において、近年、もう一つ新たな事実がわかってきています。

リーキーガット症候群が、動脈硬化を悪化させる、というのです。

リーキーガット症候群が起こると、腸内の小さな物質が腸壁からもれでていきます。すると、血管内に腸内細菌や未消化の栄養素、悪玉菌が産生した有害物質が血管内に入り込むようになります。これらが血液中をめぐってしまうと、免疫細胞は敵が来たと攻撃態勢に入ります。リーキーガット症候群になると、じわじわと腸壁もれが続いていくため、免疫細胞たちは慢性的に闘いの状態にあり続けます。

そこに酸化ＬＤＬがやってきたらどうなるでしょうか。

免疫細胞の一種であるマクロファージがいっせいに攻撃を始めます。もとから攻撃体勢にあったマクロファージは、わずかな酸化ＬＤＬにも敏感に反応し、炎症性サイトカインを放出します。すると仲間がとんどん集まってきて、泡沫細胞を増やし、プラークを大きくし、動脈硬化を進行させていくことになるのです。

だからこそ、リーキーガット症候群は防がなければいけません。それには腸内フローラを整えて腸を元気にする助っ人、短鎖脂肪酸の分泌がきちんと行われるようにすることです。短鎖脂肪酸で腸壁の状態を良好に整え、細かな穴をふさぐことが急務です。そのために必要な食事法については、第3章で詳しくお話しします。

ビフィズス菌が増えると大腸がんが減る

短鎖脂肪酸が生成されると大腸内も弱酸性になり、悪玉菌の働きが抑えられます。悪玉菌はアルカリ性の環境を好み、酸性に傾いてくると活動量を落とします。

そのため、弱酸性の腸内環境を築くことができると、悪玉菌のつくりだす有害物質や発がん物質の生成も減り、血液中に流れでるのを防げます。

こうなると血管内でマクロファージを無用に働かせることもなくなり、動脈硬化を予防できるのです。

しかも、大腸の環境が弱酸性になれば、大腸内で働くビフィズス菌が活発になります。大腸にてビフィズス菌が元気に働きだすと、短鎖脂肪酸の一種である酪酸を多くつくるようになります。

酪酸には大腸がんを防ぐ作用があります。大腸がんは現在、男性では胃がん、肺がんについで3番目、女性では乳がんについで2番目に多いがんです。日本人の多くが酪酸をもっと生成できる大腸を築いていければ、大腸がんになる人を大きく減らすことができるでしょう。

さらに酪酸には、食中毒菌である病原性大腸菌O－157に感染した際、その毒素が体内に入り込むのを防ぐ働きも報告されています。

一方、短鎖脂肪酸の一種であるプロピオン酸には、肝臓がん細胞が増えるのを防ぐことも明らかになっています。

良好な腸内フローラがつくりだす短鎖脂肪酸は、動脈硬化を防ぐだけでなく、がんや食中毒死の予防にも有効な成分なのです。

元気な100歳は肉や卵を食べている

高齢になるほど重要となる栄養素は、たんぱく質です。

日本にこれほど多くのセンテナリアンが増えた理由は、栄養状態がよくなったことが第一です。注目すべきは、たんぱく質です。

1950年代以前の日本では、動物性たんぱく質の摂取量が少なく、主なたんぱく源は玄米や小麦、大豆製品などの植物性食品が中心でした。肉や卵などの動物性たんぱく質の摂取量は、植物性たんぱく質の約3分の1程度でした。

その後、日本の経済が発展するにともない、動物性たんぱく質の摂取量が増え、1980年代になると、動物性たんぱく質と植物性たんぱく質の摂取比率は1対1になりました。同じころ、日本は世界一の長寿国となったのです。

日本人の健康寿命をのばした最大の理由は、植物性食品を中心とした日本独自の食文化に、肉や卵、魚などをバランスよく加えた食事にあります。植物性食品だけではダメ、動物性食品だけでもダメ、両者がそろったところで、人の健康寿命はのびるということです。

桜美林大学名誉教授の柴田博先生は、センテナリアンの食生活を調査しています。センテナリアンの多くの方は、たんぱく質の摂取量が日本人の平均より多く、しかも動物性たんぱく質をたくさんとっているということです。

現在、日本人のたんぱく質の摂取量にしめる動物性たんぱく質は、52・5パーセントです。柴田先生が調査した1873年では48・7パーセントでした。その後、動物性たんぱく質の摂取量の割合は増え、現在、センテナリアンの場合、男性が59・6パーセント、女性が57・6パーセントです。元気なセンテナリアンは、肉や卵、魚から動物性たんぱく質をしっかりととっているということです。

菜食主義では長生きできない

私は、週に3～4日はさまざまなところに赴き、講演会を行っています。これまでに研究してきた情報を、たくさんの方の健康長寿に活かしていきたいと願うからです。

講演会にはさまざまな方が来てくれます。元気なセンテナリアンの方も熱心に話を聞いていってくれます。その際、私はセンテナリアンの方々にインタビューをします。どんな食事が健康長寿に重要なのかを調べるためです。

これによって、元気なセンテナリアンは、みんな肉好きであることがわかりました。肉も卵もよく食べます。反対に「菜食主義です」という人には出会ったことがありません。菜食主義では100歳まで寿命をのばせないのでしょう。

人の身体は、約37兆個の細胞からなります。細胞がそれぞれ正常をたもてるのは、十分なアミノ酸があるときです。食事からとったたんぱく質は、腸のなかで20種類のアミノ酸に分解されます。そのうち、9種類は体内で合成できないことから、食事からとる必要があります。そこで「必須アミノ酸」と呼ばれます。

腸から吸収されたアミノ酸は、血液によって全身に運ばれ、細胞や遺伝子、細胞呼吸に必要なミトコンドリア、寿命に関与するテロメアなどの材料になります。

肉や卵は、人体が欲するように必須アミノ酸が含まれます。必須アミノ酸の含有の比率を評価するための数値をアミノ酸スコアといいます。9種類すべてが必要量を満たしていると、アミノ酸スコアは100と示されます。

肉と卵は、アミノ酸スコアが100です。非常にバランスよくアミノ酸が含まれていて、効率よくアミノ酸を摂取できるのです。

肉のデメリットを消す食べ方をしよう

肉は健康長寿に大事な食品です。ただ一方で、健康によくない側面をもつのも事実です。国立がん研究センターが8万人を10年以上追跡調査したところ、肉食は大腸がんのリスクを高めることが指摘されました。

また、肉に含まれる脂質は飽和脂肪酸といって、ヒトの体内では固まる可能性が高いものです。そのため、飽和脂肪酸の血中濃度が高まると、血液がドロドロして流れが悪くなり、体内の細胞に十分な酸素や栄養素を送り込めなくなってしまうのです。

こうした善悪あわせもつ食品をとる場合には、よい面と悪い面をきちんと理解し、悪い面をできる限り消し去れる食べ方を心がけることです。

肉食が大腸がんの原因になりやすいのは、動物性の脂質やたんぱく質が悪玉菌の大好物だからです。

腸のなかは温度が約37度に保たれ、栄養分も水分も十分にあります。微生物の繁殖に適した環境なのです。そこに、動物性の脂質やたんぱく質が投げ込まれると、悪玉菌はいっきに増殖します。

異常繁殖した悪玉菌は、大腸内での腐敗活動を進めます。その際に、アンモニアやフェノール、インドールなどの有害物質をつくりだします。この物質には発がん性があり、大腸の粘膜細胞を傷つけ、がん細胞を生みだします。また、血液中にもれでると血管の劣化を引き起こすとともに、活性酸素を大量発生させてしまうのです。

ただし、肉や卵の脂質やアミノ酸は、健康長寿に不可欠な栄養素です。「食べない」という選択をすることは、命を縮めるもとになります。

だからこそ、血液をドロドロにせず、悪玉菌を繁殖させない食べ方を心がけることが重要なのです。

悪玉菌を異常繁殖させず、血液もドロドロにせず、肉を健康長寿に活かす食べ方には、ポイントが3つあります。

【健康を増進する肉の食べ方1】週に2回ステーキを食べる

週に2回ステーキを食べるのが、肉食を健康に活かせるいちばんの方法です。

この程度の頻度ならば、飽和脂肪酸に身体が十分に対応できるので、血液をドロドロにする心配はないでしょう。

一方、腸内環境はどうでしょうか。腸内フローラの状態は、食べたものに左右されます。自分の食べたものが腸内細菌のエサになるからです。肉類は悪玉菌の大好物です。でも、ふだんから善玉菌を優勢にする食事をしていれば、週に2回程度ならば、肉を食べたところで、悪玉菌優勢の腸が形成されてしまう心配はありません。

ですから、「今日はステーキの日」と決めたら、好きなお肉を量や部位にこだわらず、おいしく食べたらよいと思います。私は豚肉が好きなので、よくポークソテーを食べます。ランチにファミレスにいって牛ステーキを食べることもあります。

「脂身が多いとよくないのでは」と控える人もいますが、せっかくのステーキの日です。

食べたかったら食べましょう。一方、「脂身は胃にもたれる」と感じるならば、身体がそう教えてくれているのです。その場合には、赤身の肉を選ぶことです。身体の声に耳を傾け、体調にあったものを選ぶのも健康長寿には重要です。

なお、調理法でステーキがよいのは、塩コショウやしょう油、ニンニク、ショウガなど、シンプルな調味料でおいしくいただけるからです。

焼き肉にすると、市販のタレを使うことが多くなるのが問題です。ほとんどの加工調味料には、ブドウ糖果糖液糖などの合成甘味料や化学調味料、食品添加物が含まれています。こうしたものは、腸を荒らすのでできるだけ使わないことです。

【健康を増進する肉の食べ方2】肉の倍以上の野菜を食べる

肉食によって悪玉菌優勢の腸にしないためには、野菜から食物繊維をしっかり摂取することも重要です。

野菜摂取の目安は、肉の量の倍です。「そんなにたくさんの野菜を食べられない」と感じるならば、肉の量を減らしてバランスをとりましょう。

まず、ステーキの前にサラダを食べます。生野菜には、食物繊維だけでなく、消化を助ける酵素も含まれます。ビタミンCなどの水溶性ビタミンも摂取できます。ビタミンCには、免疫細胞を活性化させる働きがあります。腸は人体最大の免疫器官だとお話ししました。腸内にて免疫システムがしっかり働いていれば、悪玉菌の異常繁殖を抑えてくれます。

しかも、食物繊維は消化に時間がかかります。先に胃に食物繊維をしっかり入れておくことで、次に入ってくる肉類の消化吸収をゆるやかにできますし、食事の満足感を高められます。とくに水溶性の食物繊維は、よぶんなコレステロールやブドウ糖の吸収を抑えてくれます。

私が外食でステーキを食べるときには、サラダバーのあるファミリーレストランを選ぶようにしています。ステーキセットについてくるサラダは少量でたりません。サラダバーがあれば、肉の倍の量の野菜を十分に食べられます。

肉のつけあわせにする温野菜も大事です。おすすめは、ブロッコリーです。

肉やチーズ、大豆などばかり食べ、ビタミンB6、ビタミンB12、葉酸などのビタミンが不足すると、ホモシステインというアミノ酸が代謝されなくなります。すると、炎症を起こす炎症性ホモシステインの値が上昇してしまうのです。

炎症性ホモシステイン値の上昇は、とくに血管と脳にダメージを与え、アルツハイマー病を起こしやすくなると報告されています。そのため、肉を食べるときには、ビタミンB6、ビタミンB12、葉酸を一緒にとることが大事です。

ブロッコリーがおすすめなのは、葉酸が豊富だからです。ただし、葉酸は水溶性です。時間をかけてお湯でゆでてしまうと、葉酸が流れでてしまいます。そのため、調理は、短時間でサッと加熱するとよいでしょう。

しかも、ブロッコリーは200種以上ものフィトケミカルを含みます。フィトケミカルとは、第3章で改めてお話ししますが、活性酸素を消す作用をもった物質で、野菜や果物に含まれます。高血圧や動脈硬化を防ぐために欠かせない栄養素です。

【健康を増進する肉の食べ方3】主食はとらない

肉を食べたら、主食は控えましょう。

とくに白く精製された主食はよくありません。白米、パン、パスタ、ラーメン、うどんなどです。これらが白いのは、食物繊維をそぎ落としているからです。そのため、腸内細菌たちをプラスに働かせることがありません。

腸内フローラの最大勢力は、日和見菌です。日和見菌には、フィルミクテス門とバクテロイデス門というグループがあります。

食物繊維をそぎ落とした主食を好物とするのは、フィルミクテス門の日和見菌です。彼らは、高糖質・高脂質・低食物繊維の食事をしているときに、急増することがわかっています。

腸内がフィルミクテス門優勢になってしまうと、宿主である人は太ります。この仲間の細菌には、食べたものからエネルギーを強くとりたて、腸から吸収させる働きがあるからです。体内にて使われなかったエネルギーは脂肪に変換されて、身体に蓄えられます。そのため、フィルミクテス門の細菌群を「デブ菌」と私は呼びます。

食物繊維をそぎ落とした白い主食は、ブドウ糖の豊富な高糖質・低食物繊維の食品です。

ブドウ糖は、体内に吸収されるとまっさきにエネルギー源になり、多すぎると脂肪に変換されます。この高糖質・低食物繊維の食品に、肉の脂質が加わると、デブ菌を急激に増殖させてしまうことになるのです。

一方、バクテロイデス門の日和見菌は「ヤセ菌」として働きます。ヤセ菌は、デブ菌のように食べたものからエネルギーを強くとりたてることをしません。そのため、ヤセ菌優勢の腸になると、脂肪のつきにくい身体になるのです。

ヤセ菌は、低糖質・低脂質・高食物繊維の食事をしていると増殖します。具体的には糖質の多い主食を控え、食物繊維の多い野菜類を積極的に食べること。ここに週に2回ほど肉料理が加わる程度ならば、ヤセ菌の増殖を邪魔することはないでしょう。

高血圧や動脈硬化には肥満が大きなリスクファクターになります。肉を食べつつ、太らない腸づくりには、白い主食をとらないことがもっとも効果的な方法です。

酸化ＬＤＬを増やさない油

動脈硬化を防ぎつつ、イキイキとパワフルに生きるためには、酸化されやすいスモールデンスLDLを減らし、良質なLDLコレステロールを増やすことが大事です。

そのためには、油のとり方も大事です。スモールデンスLDLの多い人にオメガ3脂肪酸を投与すると、LDLコレステロールのサイズが大きくなると報告されています。オメガ3脂肪酸とは油の成分の一つです。

私たちはふだん、どれだけ油のとり方に注意を払っているでしょうか。「たかが油」と思っていたら大間違い。油にも、コレステロールとともに細胞膜の材料になる成分が含まれています。そのために、どんな油を日ごろ使っているかによって、体質まで違ってきてしまうのです。

油の主成分を脂肪酸といいます。私たちがふだん使っている植物油には、「不飽和脂肪酸」という脂肪酸が多く含まれます。この脂肪酸を主成分とする油は、常温で液体を保つ一方、構造が不安定なために酸化されやすい性質をもちます。

不飽和脂肪酸には、オメガ3脂肪酸、オメガ6脂肪酸、オメガ9脂肪酸という3種類があります。このうち、人体では合成できず、食事からの摂取が不可欠なオメガ3脂肪酸とオメガ6脂肪酸を必須脂肪酸と呼びます。

オメガ3脂肪酸には、細胞膜を柔軟にする作用があります。また、炎症を抑制し、血管を広げ、血液をサラサラにする働きも持っています。

アレルギー反応を抑える働きもあります。鼻水・鼻づまり、くしゃみ、咳、肌荒れなども炎症の一つだからです。免疫機能も活性化するので、がん予防にもよいと考えられています。脳細胞の健康にもよく、記憶力や学習能力の向上に加え、認知症予防にも効果を期待できるでしょう。

亜麻仁油とエゴマ油をとろう

オメガ3脂肪酸を多く含む油には、主に亜麻仁油とエゴマ油があります。これらにはα‐リノレン酸というオメガ3脂肪酸が豊富です。

亜麻仁油は成熟した亜麻の種子からしぼった黄金色の油です。良質な栄養源や治療薬としての薬効が古来より知られていて、エジプトやヨーロッパ、北アメリカ、インドなどさまざまな国で古くから愛用されてきました。その健康効果の高さは「太陽の聖なる油」「魔法の薬」などと讃えられています。

青っぽいさわやかな風味が特徴で、料理にコクを与えてくれます。

エゴマ油は、シソ科のエゴマの種子からしぼった油です。エゴマは東南アジア原産とされ、青じそより少し大きな葉をもち、秋には白く小さな花をたくさんつけます。エゴマを食べていると10年長生きできるという意味から「ジュウネン」とも呼ばれます。江戸時代後期、菜種油が全国的に広がるまで、わが国で油といえばエゴマ油が一般的でした。

エゴマ油には生絞りと焙煎のものと2つのタイプがあります。生絞りタイプはあっさりしていて食べやすく、焙煎タイプはゴマ油に似た風味をもちます。

亜麻仁油とエゴマ油はいずれも動脈硬化と高血圧の予防と改善によい油です。一日に大さじ1杯を目安にとるとよいでしょう。

ただし、オメガ3脂肪酸を主成分とするこれらの油は、とくに酸化しやすく、加熱調理には向きません。酸化した油をとると、体内にて活性酸素が発生し、炎症がかえって悪化してしまう原因になります。

ですから、亜麻仁油とエゴマ油は加熱せずに使いましょう。具体的には、しょう油のように卓上調味料として使うことです。私は毎朝、サラダを亜麻仁油と塩コショウで食べています。納豆や味噌汁、豆腐、ほうれん草のお浸しなどにたらしてもコクが加わり、とてもおいしくなります。

動脈硬化を改善する油の選び方

亜麻仁油やエゴマ油にもさまざまな商品があります。動脈硬化と高血圧の予防改善によい油選びのポイントは2つです。

(1)「低温圧搾(コールドプレス)」という製法でつくられている

低温圧搾(コールドプレス)とは昔ながらの油のつくり方です。むだな力や熱や化学薬品を加えず、少量ずつていねいに原料から油をしぼりだす方法です。そのためには人の手間暇を要します。大量生産の油よりは高価で、販売の量も少なくなります。

これに対して大量生産の精製油は、脱臭や漂白、熱処理などの工程を行います。人体に有害なヘキサンなどの溶剤を使って油分を抽出し、この溶剤をとり除くために高温にかけて蒸留し、化学処理による人工的なにおいを除くために、再び250度ほどの熱を加えて脱臭します。

この複雑な過程でトランス脂肪酸やヒドロキシノネナールなどの有害物質を含んでしまいます。高温処理しているので、酸化もしています。

大量生産されているので安価ですし、大量の油がプラスチックのボトルにつめられていて、お買い得感もあるでしょう。しかし、その手ごろさと引き換えに常用していると、炎症を起こしやすい身体になる可能性が高まります。

それに比べて、低温圧搾の油は少々高価です。小さな瓶で安くても1000円くらいはします。でも、それによって動脈硬化や高血圧の改善に役立ち、炎症を起こしにくい身体になれるのだとしたら、常用する価値は高いと私は考えています。

(2) 遮光性のある黒っぽい瓶に入っている

低温圧搾による油は酸化ストレスを受けやすいため、搾油の際には光と酸素が遮断されています。保存容器にも気を配られていて、光を通さない遮光性のある黒っぽいガラスの容器が使われます。なかには黒いプラスチック入りのものもありますが、プラスチックは材質によって油にとけでるものがあるので要注意です。

一方、透明のプラスチック容器入りの油は、精製油と考えて間違いないでしょう。透明のガラスも低温圧搾の油にふさわしくありません。低温圧搾の油は、光が通るだけで酸化が進むからです。

サラダ油は炎症を悪化させる

今、多くの家庭で常備されている油は、サラダ油、紅花油、大豆油、コーン油、ゴマ油などではないでしょうか。

これらの油の主成分は、リノール酸やγ-リノレン酸、アラキドン酸などのオメガ6脂肪酸です。オメガ6脂肪酸も必須脂肪酸であり、身体に必要な栄養素です。主には、細胞膜をかたく丈夫にする作用があります。

ただ、オメガ6脂肪酸の場合、とりすぎると困った作用が強く現れることになります。

炎症をうながす作用があるのです。そのため、日ごろサラダ油や紅花油などの油を常用している人は、炎症反応が強く現れる体質になりやすくなります。

しかも、炎症は血管の大敵であることはお話ししました。炎症が起こると、おさまったのちに患部が硬くなる繊維化という状態が起こります。たとえば、皮膚をすりむいた際、傷が治る前に皮膚が硬くなります。あの状態が繊維化です。血管でも繊維化が起こります。炎症と繊維化をくり返しながら、血管は硬くなり、高血圧がより進むことになります。動脈硬化も一種の繊維化ともいわれています。

さらに、オメガ6脂肪酸には血液を凝固させる作用があります。その作用が強く現れると血液がドロドロになり、血栓がつくられやすくなります。ただ、小さな血栓ならば、心臓のポンプの力で血圧を強めれば押し流すことができます。でも、それをくり返していると、高血圧はさらに進み、心臓の負担も大きくなるのです。

とはいえ、丈夫な細胞膜をつくるためには、オメガ6脂肪酸も適度に必要です。オメガ3脂肪酸とオメガ6脂肪酸の理想のバランスは、1対4とされています。ところが、現在の食生活は1対10〜50にもかたよってしまっているから問題なのです。

加工食品やスーパーの総菜、コンビニ弁当、ファミレスの料理など、多くのところでオメガ6脂肪酸を主成分とする油が使われています。原材料欄に「植物油」と記載があれば、オメガ6脂肪酸の油を含むと考えてよいでしょう。

しかも、オメガ6脂肪酸は野菜や果物、肉、魚などあらゆる食品に含まれています。それに加えて油からもとっているために、現代人はオメガ6脂肪酸の過剰摂取になってしまうのです。

これに対し、オメガ3脂肪酸を含む食品は青背の魚や、ほうれん草や小松菜、春菊などの青菜、サラダ菜、白菜など限られた野菜にしか含まれません。だからこそ、必須脂肪酸のバランスを整えるには、亜麻仁油やエゴマ油などの油からオメガ3脂肪酸を積極的に摂取する必要があるのです。

加熱調理にはEVオリーブオイル

加熱調理にサラダ油などを使えないとなると、どうするとよいでしょうか。

おすすめは、オリーブオイルです。オリーブオイルは、オレイン酸を主成分とする油です。オレイン酸はオメガ9脂肪酸であり、必須脂肪酸ではありません。体内でも必要に応じて合成される成分です。そのため、摂取しても必須脂肪酸のバランスを乱す心配がないのです。

しかも、オリーブオイルの抗酸化作用は強力です。ビタミンEやポリフェノールなど抗酸化作用の強い成分が多く含まれています。そのため、炒め物や焼き物など加熱調理にも向くのです。

ただし、130度以上に熱すると、酸化に強いといわれるオリーブオイルでさえ、動脈硬化など血管の劣化の原因になる過酸化脂質が発生します。ですから、揚げ物はなるべくしないことです。

揚げ物には過酸化脂質が多く含まれます。動脈硬化や高血圧を改善したいならば、揚げ物はできるだけ食べないことです。どうしても食べたいときには、自宅にて短時間で揚げ、酸化を起こす前に揚げたてをすぐ食べること。一度130度以上に熱した油は、使いまわしてはいけません。

それでは不経済だと考えるならば、良質な油を使っているきちんとした料理屋さんに行きましょう。揚げてから長時間たったお惣菜などは、過酸化脂質が発生しているためおすすめできません。

また、オリーブオイルは保温保湿効果に優れています。腸は冷えると働きが低下し、免疫機能も落ち、免疫細胞の働きも弱まります。腸はいつもポカポカ温めておくことです。オリーブオイルには腸壁を温め、腸壁に潤いを与えるのに役立ちます。

しかも、腸から吸収されにくいため腸の表面にくっつき、内容物が滑りやすくなります。便の流れもスムーズになるので、便秘改善効果も期待できるでしょう。

腸と血管の健康によいオリーブオイルの選び方は、「エキストラ・バージン・オリーブオイル（EVオリーブオイル）」であること。「エキストラ・バージン」とつくオリーブオイルは、オリーブの果実をしぼってろ過した、化学的な処理をしていない油のことです。低温圧搾により、熱も化学薬品も加えず、手間暇かけてつくられています。酸度は0・8パーセント以下と国際オリーブ協会で規定されています。

EVオリーブオイルは、わずかにピリリと感じる刺激が特徴です。これはオレオカンタールという天然の有機化合物によるもの。この成分にも抗酸化作用があります。しかも、抗炎症作用と脳内の神経細胞の情報伝達を助ける働きもあるとされます。

卵がよぶんなコレステロールの掃除をする

スモールデンスＬＤＬは、掃除屋であるＨＤＬコレステロールが増えると、その数を減らすことがわかっています。

ＨＤＬコレステロールが、よぶんなコレステロールの回収に働くのは、レシチンという成分を多くもっていることにあります。

レシチンも脂質の一種で、水と油を結びつける強力な乳化作用があります。この作用によって、レシチンは余分なコレステロールを吸着し、血管内をきれいにします。

ＨＤＬコレステロールに回収されたコレステロールは肝臓でリサイクルされます。一方、それができないほど劣化したコレステロールは、レシチンと結びついて胆汁となり、大便と一緒に排泄されます。胆汁とは肝臓でつくられる消化液です。大便のあの黄褐色は、この胆汁の色です。

ＨＤＬコレステロールの量を増やすには、レシチンという材料が必要です。レシチンは、卵の黄身に豊富です。

長い間、「卵はコレステロールが多いから1日1個まで」といわれてきました。しかし、これは間違いであったことがわかっています。前述したとおり、コレステロール量の多いものが動脈硬化の直接の原因になるわけではなく、むしろ、「コレステロール値が高いほど死亡率が低い」という大規模な研究報告もされています。

実際、毎日卵を5～6個食べても血液中のコレステロール値は上がらないともいわれています。92歳で亡くなられた大女優の森光子さんも、卵を1日に10個近くも食べ、健康と美容の源とされていたことは有名な話です。

ですから、卵を食べるのに、罪悪感をもつ必要はないということです。卵は完全栄養食ともいわれます。アミノ酸スコアも１００を示します。

食事に卵を一つ加えるだけで、満足感をだせるメリットもあります。卵には空腹ホルモンを減少させ、満腹ホルモンを増やす作用ももちます。

さらに、卵は小腸の粘膜細胞の大事な栄養源となるグルタミンを多く含みます。腸の働きを活性化する作用があるのです。ただ、グルタミンは熱と酢に弱いという性質をもっています。腸を元気にするために卵を食べるときには、生卵がおすすめです。たとえば、味噌汁の上に落としたり、納豆と和えたりするとよいでしょう。

なお、レシチンは大豆にも含まれます。酵母やピーナッツ、小魚、ウナギなどにも含まれます。こうした食品をバランスよくとっておくと、ＨＤＬコレステロール（ＨＤＬ）の量を増やすことができます。

3章

血管が若返る最高の腸のつくり方

●脳・心臓を守るにはこだわりの食べ方で腸を鍛えよ

血管強化食「酢キャベツ」で腸に即効アタック！

高血圧や動脈硬化を予防・改善するには、リーキーガット症候群を癒し、腸壁を整えることから始めましょう。そうすることで、血管の健康をとり戻していけます。

それには、まず腸内フローラの状態を整えることです。腸内細菌の勢力図が入れ替わるスピードは速く、食事を変えるとわずか24時間後には変化が起こってきます。2週間も過ぎれば、腸内の菌交代はほぼ終わります。

ただ、再び腸に悪いものをくり返し入れてしまうと、たちまち悪い方向に菌交代が起こってきます。私たちは社会生活を営む人間ですから、人づきあいも大事です。ときには、宴会の席で腸や血管の健康に悪いものを食べてしまうこともあるでしょう。そんなときには、翌朝から最低でも3回は腸を気づかった食事をすることです。

では、どんなものを食べるとよいでしょうか。

最初におすすめしたいのが、「酢キャベツ」です。

以前、日本テレビの『世界一受けたい授業』に出演した際に、腸によい料理として酢キャベツを紹介しました。酢キャベツを食事の前に１００グラム食べるだけ。これを実践した元サッカー女子日本代表で今はタレントとして活躍する女性は、２週間後、体重２・５キロ、ウエスト8センチも減らしたのです。デブ菌が減り、ヤセ菌優勢の腸がつくられていることがわかりました。

このときのテーマはダイエットであったため、血圧などは測っていませんが、実践者の女性は、体調もよくなり、便秘も改善し、長引いていた風邪の症状も消えたとのことでした。腸内環境が整い、免疫力が向上したのでしょう。

なお、番組では放送されませんでしたが、実際には他に3人のタレントが酢キャベツダイエットを実践しています。そのすべての人が、２週間後にヤセ菌が増え、ダイエット効果を高める腸内フローラに変わっていたのです。

腸の改善の証しは、まずお通じが良くなることです。後で詳しく説明しますが、酢とキャベツのコンビは絶妙です。腸の健康の第一歩は便秘解消から。酢キャベツを継続することで、すっきり効果がでるはずです。

つくってみよう！　酢キャベツ簡単レシピ

酢キャベツのレシピはとても簡単です。ふだん調理をしない人でも、簡単につくれます。私も毎日の調理は妻にまかせきりですが、酢キャベツは自分でもつくります。

【酢キャベツのつくり方】

★準備するもの　キャベツ大1／2玉、酢200㎖、塩小さじ2杯、粒マスタード（お好みで）小さじ2杯、ジッパーつきの保存袋1枚、保存容器

★つくり方

1　キャベツを洗い、千切りにする。
2　キャベツと塩をジッパーつきの保存袋に入れ、しんなりするまで軽くもむ。
3　酢を注ぐ。お好みで粒マスタードを入れてもおいしい。
4　袋のジッパーを閉じて、軽くもむ。
5　保存容器にうつす。半日ほど漬け込んだら食べごろに。

血管元気メニュー 1
◇酢キャベツ

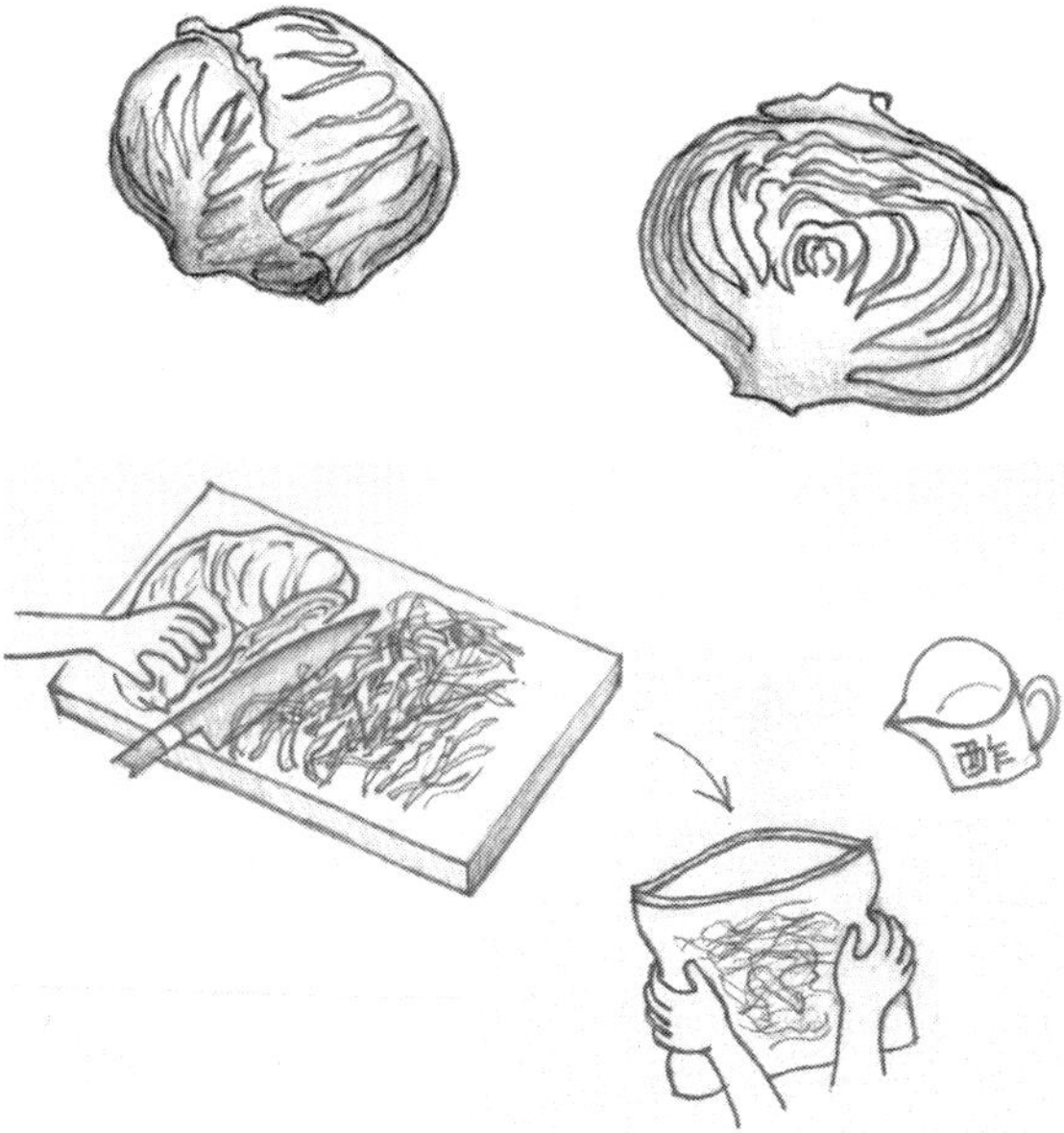

酢キャベツは最高の腸内環境をつくるおすすめ食品です。キャベツをよく洗い、千切りにして、塩をふって保存袋に入れて、しんなりするまで軽くもむ。酢を適量注いで、ジッパーを閉じて半日つけ込めばおいしい食べごろに。

これを食事の前に小皿1杯、だいたい100グラムを毎日食べてください。毎食前に食べればそのぶん効果を早く感じられるでしょう。ただ、一日一食でも効果は十分に感じられます。大事なのは続けることです。

キャベツの千切りがめんどうという人は、ざく切りでもOKです。酢に漬けるので、ざく切りでもしんなりして柔らかく食べやすくなります。千切りのキャベツを買ってきてもよいでしょう。長続きできる方法を見つけてみてください。「継続は力なり」です。

キャベツを毎日食べれば血管が若返る

キャベツは、腸の健康増進にとてもよい野菜です。

第一に、水溶性の食物繊維と不溶性の食物繊維をバランスよく含みます。

水溶性食物繊維の作用については、第1章で詳しくお話ししました。

不溶性の食物繊維は、水分を含むと十数倍に膨らみ、その丈夫な繊維が腸にたまった不要物をからめとりながら、大便となって排泄する働きがあります。この食物繊維は腸の掃除屋で、腸内環境をきれいにしてくれます。

食物繊維は、水溶性タイプも不溶性タイプもバランスよくとることが大事。キャベツならば、両方とも一度に摂取できます。

第二に、キャベツにはビタミンUという特別な栄養素が含まれます。胃腸薬の「キャベジン」がビタミンUの有効成分です。キャベツのしぼり汁から見つかったこの栄養素には、胃腸の粘膜を守り、荒れて弱った粘膜の修復を助ける作用があります。リーキーガット症候群の改善によい栄養素なのです。

ちなみに、ビタミンUの「U」は、胃潰瘍や十二指腸潰瘍の予防に役立つという意味から、英語の「ulcer（潰瘍）」の頭文字をとっています。

第三に、ビタミンCが豊富です。キャベツ葉を4枚食べれば1日の必要量を摂取できます。この栄養素には、免疫細胞の働きを活性化する作用があります。免疫力の強化は、がんや感染症だけでなく、高血圧や動脈硬化などの生活習慣病、第1章でお話ししたSIBO（小腸内細菌増殖症）の改善にも重要です。なお、ビタミンCには、疲労回復や美肌効果などもあります。

第四に「止血ビタミン」とも呼ばれるビタミンKを含みます。荒れてしまった胃腸の粘膜を止血する作用があるのです。骨の材料となるカルシウムの働きを助ける作用も持ちます。

第五に、ビタミンBの仲間であるイノシトールを含みます。この栄養素には、脂肪の代謝を活性化し、コレステロールや中性脂肪が肝臓へ蓄積されるのを防ぎます。

第六に、細胞の再生やエネルギーの代謝を促進するビタミンB12、動脈硬化を予防するビタミンB6なども含まれます。

第2章にて、「肉やチーズ、大豆などばかり食べ、ビタミンB6、ビタミンB12、葉酸などのビタミンが不足すると、ホモシステイン（アミノ酸の一種）が代謝されなくなり、炎症を起こす炎症性ホモシステインの値が上昇する」とお話ししました。キャベツには、ビタミン6とビタミンB12が含まれます。肉と一緒に食べるには最良の野菜の一つといえるでしょう。

以上、リーキーガット症候群を改善し、血管の炎症をいやすために、キャベツは毎日でも食べたい野菜です。以上のような栄養素を毎日摂取できれば、腸内環境も血管の状態も改善されていくことを期待できます。

「酢＋水溶性食物繊維」はゴールデンコンビ

酢キャベツがおすすめなのは、キャベツに加え、酢も腸の働きによいからです。

酢の主成分は、酢酸です。酢酸は短鎖脂肪酸の一種です。お酢をとることで短鎖脂肪酸を摂取でき、腸の働きを整えていけるのです。

ただし、口からとった短鎖脂肪酸は、小腸でただちに吸収、あるいは代謝されます。それほど、身体も小腸も短鎖脂肪酸を欲しているということです。

とはいえ、大腸でも大量の短鎖脂肪酸を必要とします。

大腸では、腸管が「縮んでは緩み」をくり返す「蠕動運動」によって便を送りだしています。その際、便が大腸の細胞を傷つけずにスムーズに動けるよう腸壁から粘液が分泌され、便をコーティングしていきます。この蠕動運動と粘液の分泌に短鎖脂肪酸が使われるのです。

ここからがヒトの身体のすごいところです。口からとった短鎖脂肪酸は、大腸に届く前にすべて使われてしまいます。そこで人体は、一緒に生活している腸内細菌にこれをつくり出してもらうという合理的なシステムをつくり上げました。腸内細菌は水溶性食物繊維を発酵させて短鎖脂肪酸をつくりだすのです。

つまり、「酢＋水溶性食物繊維」のくみあわせは、腸を即効かつ長時間にわたって活性化させるゴールデンコンビです。酢で小腸の働きを即効的に整え、水溶性食物繊維で大腸に長時間持続する栄養素を生成できるのです。

しかも、酢には血圧を下げる作用があると報告されています。それには、1日約15ミリリットル（大さじ1杯）を毎日とることです。摂取をやめると、すぐもとの数値に戻ってしまうこともわかっています。

そのためには、毎日酢キャベツを食べ、汁も大さじ1杯分飲むことです。

血圧コントロールによい酢の選び方

酢の種類はさまざまです。酢を健康に活かすには、選び方にもこだわりましょう。

酢は、製造のしかたによって、2つのタイプにわけることができます。「合成酢」と「醸造酢」です。選びたいのは醸造酢です。

合成酢は、石油からつくられた氷酢酸という成分に水を加え、グルタミン酸などの化学調味料や合成甘味料などで味を調えてつくられます。つまり、酢の味がするよう人工的につくられた調味料であり、発酵食品という酢本来の姿をもっていないのです。これが腸によいはずがありません。とても安価でお買い得に感じますが、腸の健康増進にも、血圧コントロールにも役立ちません。

一方の醸造酢は、原料を熟成発酵させて製造されます。ただし、なかには発酵をうながすためにアルコールを加えたものがあります。アルコールを加えるのは、原料を少なくしているために、自然の力では十分に発酵しないからです。

酢が腸によいのは、細菌が発酵によってつくりだす酢酸などの天然成分が豊富だからです。時間をかけて熟成させてつくられた酢は、アルコールによって発酵させたものより手間暇かかるため高価ですが、そのぶん腸を元気にする作用に優れています。

ここを見わけるポイントは、原材料欄に「アルコール」と書かれていないこと。熟成された醸造酢の原材料は、「米」「玄米」「りんご」「ブドウ」などシンプルです。また、「純米酢」のように「純○酢」と書かれています。

私たちは、「健康になるため」に今日も食事をします。おなかを満たし、満足感を得るためにだけに食事をするのではありません。最大の目的である「健康になるために食事をする」ということを常に頭に置いておくと、どんな食材を選び、どんな食事をするとよいのか明確になり、おすすめです。

ちなみに、良質な酢にも、純米酢や純りんご酢、黒酢、ワインビネガーなどいろいろあります。

それぞれに味も風味も異なり、含まれる栄養素も違いますが、いずれも酢酸は含みます。ですから、酢キャベツにはお好みの酢を使いましょう。

私もいろいろ試しましたが、コクとまろやかさに長けた純米酢の酢キャベツが私の舌にはいちばんあっているようで、今はこれに落ちついています。

「酢納豆」にも血圧を低下させる効果あり

「酢キャベツはおいしいのだけれど、飽きちゃうんだよね」という声を聞くことがあります。どんなに身体によいとわかっていても、続かなければ意味がありません。

酢キャベツを食べるのは、リーキーガット症候群を改善して、高血圧や動脈硬化をよくしていくためです。ですから、一度はじめたら２週間は続けてください。

血管元気メニュー２
◇酢納豆

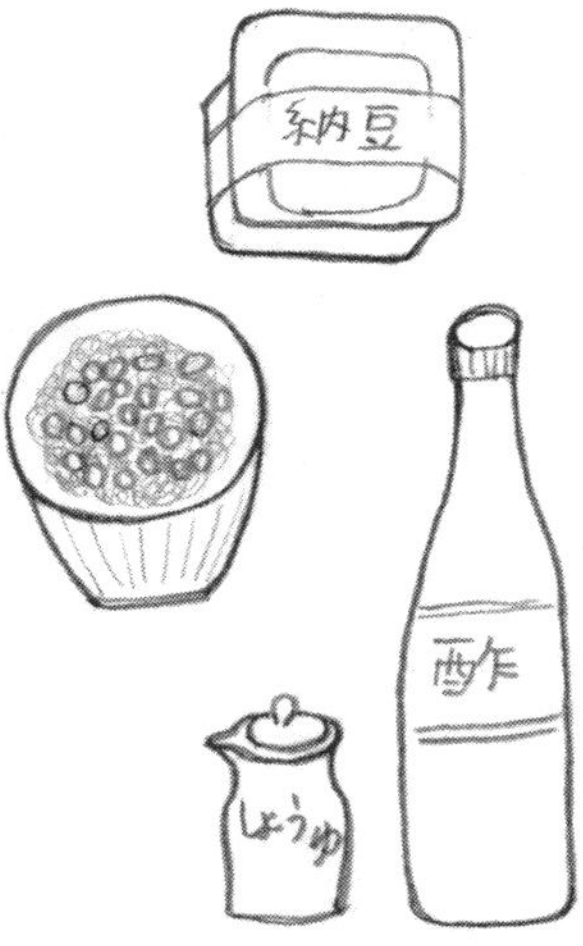

作り方

納豆に酢を適量たらしてよく混ぜる。納豆のネバネバがメレンゲ状態になれば食べごろ。

たくさんつくって保存用の容器に入れて冷蔵庫にしまっておけば、季節によりますが、7～10日間はもちます。また、日数がたってくると熟成が進んで乳酸菌が増えてきます。酸味は増しますが、さらに腸によい食べものになっている証です。

2週間続いたら、ちょっと浮気をしてみるもの「アリ」でしょう。今は、有名人が浮気をするとマスコミからたたかれてしまう大変な時代になりましたが、食べものくらいは、ときに冒険してみましょう。それが、健康によいことを長続きさせるポイントです。

水溶性食物繊維を豊富に含む代表的な食材は、68ページに紹介しました。好きな食品で酢の物をつくって食べましょう。野菜を塩もみして浅漬けをつくるならば、酢をかけて食べたほうが高血圧と動脈硬化の改善にはよいのです。

おすすめは、「酢納豆」です。酢納豆もテレビの健康番組でとりあげられてから、ずいぶん話題になりました。納豆を毎日食べている人は多いでしょう。せっかくならば、より健康効果を高めて食べたいものです。

つくり方は簡単。納豆に酢を適量たらしてから、よく混ぜるだけ。すると、納豆のネバネバがメレンゲのようにフワフワしてきます。こうなったら食べごろです。塩味が少しほしい人は、ちょっとだけしょう油をたすとよいでしょう。

酢納豆を毎日食べ、血圧が下がったという人もいます。納豆のネバネバの成分であるナットウキナーゼには、血栓をとかす作用があるとも知られています。血栓のできやすい高血圧や動脈硬化の人は、とくに食べたいメニューです。

日本人には海藻を分解できる特別な腸内細菌がいる

「もずく＋酢」「めかぶ＋酢」「わかめ＋酢」の組みあわせも、腸内環境を良好に整えます。日本人にとって海藻はとくに重要です。海藻が腸内フローラの調整に効くのは、世界的にみて日本人だけです。

腸内フローラがどんな菌によって構成されているのかは、人によって異なります。同じ母親から生まれた兄弟でも異なりますし、母親とも違います。これは、出産後から生後1年半の間に、どのような菌と接触したかによって異なってきます。同じ産院で同じ日に誕生した赤ちゃんは、同じ菌をもっているとも報告されています。まるで指紋のように、腸内フローラの組成は違うのです。

一方で、人種によっても腸内フローラの組成は異なります。大便を調べれば、人種がわかるほどです。日本人の特徴の一つとなるのが、海藻を分解する遺伝子をもった腸内細菌の存在です。日本人の約８割は、海藻を分解できる腸内細菌をもっています。

日本人は古来より海藻類を常食してきた食文化をもちます。海藻を日常的に食すのは、四方を海に囲まれた日本独特の食文化であり、日本人ほど海藻を好む民族は世界にないといわれています。

血管元気メニュー３

◇酢の物三兄弟

・もずく酢・めかぶ酢・わかめ酢

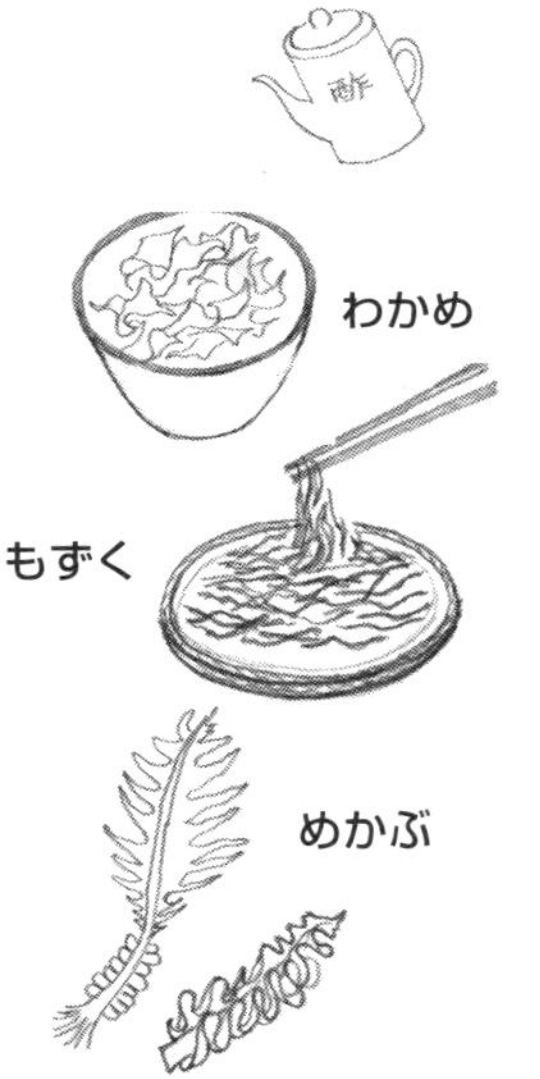

作り方

もずく、めかぶ、わかめの海草類と酢との相性は抜群です。
わかめ酢なら小鉢にを湯通ししたわかめ、きゅうりの千切りやスライスにお好みで適量の酢で混ぜれば出来上がり。

この食文化が日本人の腸に海藻を分解する腸内細菌を生みだしました。その彼らは、エサである海藻を毎日得られてこそ増殖でき、短鎖脂肪酸をつくるなど宿主に有効な働きをします。

また、海藻はカリウムを多く含みます。カリウムには、よぶんな塩分と結びついて排出をうながす作用があります。海藻を食べることで、血圧を低下させる効果を期待できるのです。

血管には「酸っぱい」ものがよい

「酸っぱいものは身体によい」と昔からいいます。これにも理由があります。酢が身体によいのは、短鎖脂肪酸の一種である酢酸を主成分としているからです。

では、レモンやグレープフルーツ、梅干などの酸っぱいものはどうでしょうか。こちらには「クエン酸」という成分が含まれます。

クエン酸には、抗酸化作用に優れています。活性酸素を無毒化し、体内の細胞や組織が酸化するのを防ぐ働きがあるのです。

ですから、クエン酸を日常的にとっておくと、血管が酸化して劣化するのを抑えられます。また、動脈硬化の元凶となる酸化ＬＤＬの発生を防げるのです。

クエン酸はエネルギー産生にかかわる重要な成分でもあります。エネルギーは、細胞のなかの「細胞質」と「ミトコンドリア」で産生されます。クエン酸は、エネルギー産生効率の高いミトコンドリアで必要となる栄養素です。

クエン酸は、ミトコンドリア内でもつくられます。その生成量が多いほどエネルギー量も増え、身体はエネルギッシュに動きますし、体力も増進され、心も前向きに意欲的になります。反対に、クエン酸の生成量が減ると、エネルギー産生量も減り、疲労感が強くなり、気力体力も減退し、思考もネガティブになります。

クエン酸の量を増やすには、ミトコンドリア内での生成に加えて、外から入れてあげることが重要です。クエン酸を摂取することでも、エネルギーの産生効率は高めることができます。

酸っぱいものを食べると身体が元気になったように感じます。それは、ミトコンドリアでのエネルギー産生が増えるためなのです。

「ホットハニー黒酢」でやせやすい身体に

クエン酸の摂取におすすめなのは、黒酢です。

黒酢は、玄米や大麦を原料に、純米酢よりさらに長い期間かけて熟成されます。その期間は約1～3年。昔ながらの製法で、壺のなかで長期熟成されるものもあります。

血管元気メニュー３

◇ホットハニー黒酢

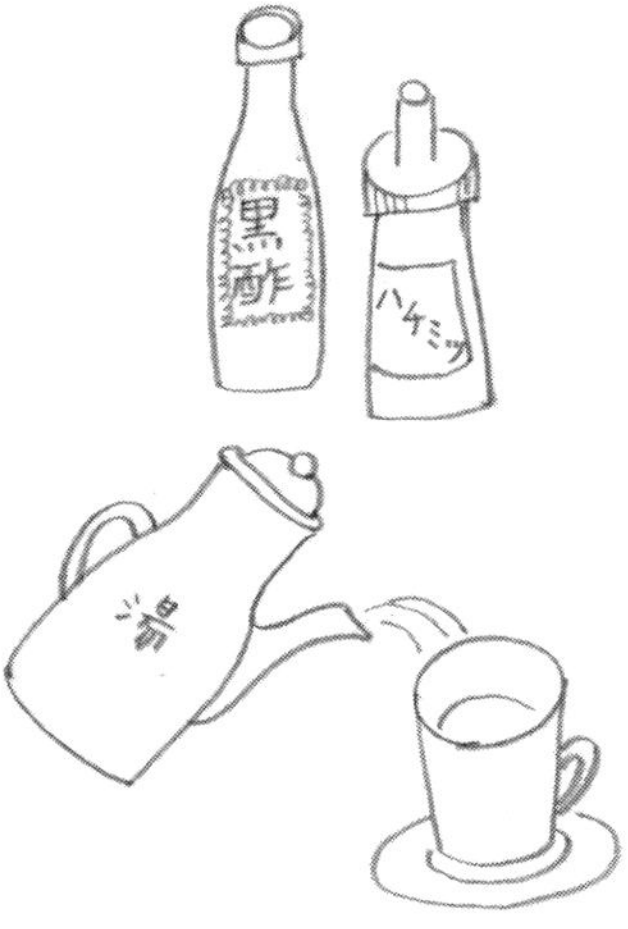

作り方

黒酢をスプーン１杯カップに入れて、お湯を注ぎ、温かくして飲むのがおすすめ。

そうしてできあがる黒酢には、酢酸だけでなくクエン酸も豊富です。90パーセント以上の割合でクエン酸を含む良質な黒酢もあります。

さらに、黒酢はアミノ酸も豊富です。人体の構成に必要な20種類のアミノ酸すべてが含まれています。さらに、ビタミンやミネラルも豊富です。

とくに、「ＢＣＡＡ（分岐鎖アミノ酸）」が注目されています。ＢＣＡＡは必須アミノ酸のバリン、ロイシン、イソロイシンのこと。これらは筋肉や臓器などを形成するたんぱく質の30〜40パーセントを占め、活動時のエネルギー源になります。そのため、黒酢を飲むと、ＢＣＡＡが筋肉や臓器の燃料となって働いてくれるのです。

黒酢の味は、米酢よりも酸味がまろやかでコクがあります。そのため、ドリンクにして飲むのもおすすめです。

私がよくいただくのは、「ホットハニー黒酢」。黒酢をスプーンに約1杯カップに入れ、お湯を注ぎ、飲みやすくなるようハチミツをとかせばできあがり。ハチミツの量は、お好みで調整しましょう。酸っぱいものが好きな人は、ハチミツを入れなくてもおいしく飲めると思います。

酢は身体によい調味料ですが、一方で、身体を冷やす作用もあります。ですから、黒酢ドリンクは温かくして飲むのがおすすめです。ちなみに、酢キャベツや酢の物を食べるのは、食事の最初がおすすめです。そのあとに、味噌汁などのあたたかいものを食べることで、腸を冷やさない工夫をしましょう。

ホットハニー黒酢を飲むタイミングは、活動の前がおすすめです。

たとえば、朝の出勤前や家事をする前、買い物にでる前、お昼ご飯のあとなど、「さあ、がんばるぞ」と行動を開始するタイミングです。

これは、クエン酸とアミノ酸には、脂肪を燃焼させる効果があるためです。脂肪の燃焼には、有酸素運動が効果的です。ウォーキングやジョギング、水泳などです。日常の活動のなかにも有酸素運動に近いものがたくさんあります。外出時に歩いたり、家事をしたりなどです。その前にホットハニー黒酢を飲むことで、日常生活のなかからも脂肪を燃焼させる効果を高めることを期待できます。

黒酢の適量は1日に15～30ミリリットルとされています。ホットハニー黒酢は、1杯につき黒酢をスプーンに1杯入れ、毎日1～2杯飲むのがおすすめです。

もしも酢キャベツなどの酢の物を食事で準備するのが大変という人は、このホットハニー黒酢だけでもまず実践しましょう。とてもおいしいので、難なく続けられると思います。

なお、「黒酢ドリンク」など飲み物として加工された黒酢もよく売られています。その多くには果糖ブドウ糖液糖などの人工甘味料や食品添加物が使われていますが、中にはナチュラルで無添加なものもあり、沖縄のコウジによる黒酢などです。「お酢だから身体によい」といって酢ドリンクを飲んでも、人工甘味料や化学合成された食品添加物が加えられていれば、体内にて活性酸素を発生させる原因にもなってしまい、本末転倒になります。

「黒い食べ物」は血管のサビをとる

黒酢が高血圧や動脈硬化の改善によいのは、強力な抗酸化作用をもつこともあります。その作用は、黒酢の「色」にあります。黒酢の琥珀色をつくるのは、メラノイジンという抗酸化物質です。メラノイジンとは、物質が発酵・熟成する間にアミノ酸や糖類が反応して発生する色素成分です。この抗酸化物質には、コレステロール値を下げる働きや血糖値の上昇を抑える働きのほか、腸内の善玉菌を増やして悪玉菌を減らす働きもあると報告されています。

メラノイジンは、味噌やしょう油などの発酵食品にも含まれます。

なお、メラノイジンは発酵熟成によって生じる色素ですが、植物性食品も天然の色素をもっています。この植物性の色素こそ、抗酸化作用に優れた「フィトケミカル」です。「フィト」とはギリシャ語で「植物」、「ケミカル」は「化学物質」という意味。植物性の色素成分には強力な抗酸化作用があり、これが体内をめぐっていると、活性酸素を無毒化してくれるのです。

活性酸素は血管を劣化させる原因物質です。高血圧、動脈硬化の人は、柔軟性のある若々しい血管を再びとり戻すために、このフィトケミカルを積極的にとり、血液中にめぐらせておくことが大事です。

それにはフィトケミカルの豊富な野菜や果物を日常的に食べることです。具体的には、色素成分の多い「色の黒っぽいもの」「色の濃いもの」「色の鮮やかなもの」を選ぶことです。

たとえば、通常のレタスよりサニーレタスのほうがフィトケミカルは豊富です。トマトも、早めに収穫したものより、真っ赤に熟したものを選びましょう。白ゴマよりも黒ゴマを食べたほうが、フィトケミカルをたくさん摂取できます。

ジャガイモをふかすならサツマイモをふかす、ナスは皮をむいたりせずに丸ごと食べる、バナナは熟してちょっと黒くなってきてから食べる。こんなことを心がけるだけでも、血圧改善にはよいのです。

レインボーカラー血管若返り健康法

フィトケミカルには、確認されているだけで約1000種類もあると推計されます。種類によってそれぞれ健康作用も異なってくるのですが、色の似ているものには同じようなフィトケミカルが含まれています。

そこで、さまざまなフィトケミカルを摂取して、総合的に体調改善に活かしていくためには、色とりどりの野菜をそろえて食べるとよいことになります。

具体的には、以下の7色を意識して、野菜や果物を食卓に並べるようにすると、体質改

善に効果的に役立てていけます。いわば「レインボーカラー血管若返り法」です。ぜひ、実践してください。

◎イチゴ、トマト、スイカ、赤パプリカなどの「赤」。
◎カボチャ、ニンジン、ミカンなどの「橙」。
◎玉ネギ、レモン、トウモロコシなどの「黄」。
◎ホウレン草、小松菜、モロヘイヤ、ブロッコリーなどの「緑」。
◎ナス、ブルーベリー、紫キャベツの「紫」。
◎ゴボウ、バナナ、緑茶などの「黒」。
◎キャベツ、大根、ネギ、ニンニクなどの「白」。

アブラナ科の野菜を食べると寿命がのびる

キャベツや長ネギ、大根などは、色の薄い野菜です。でも、強力な抗酸化作用をもって

います。それは、「イソチオシアネート」というフィトケミカルにあります。

国立がんセンターの予防研究グループの調査によると、これらのアブラナ科の摂取量の多い人は、少ない人よりも、全死亡リスクが低いことがわかっています。

この研究では、45〜74歳の日本人約9万人を対象に、5年後の死亡リスクの調査を行っています。

11種類のアブラナ科の野菜「キャベツ、大根、小松菜、ブロッコリー、白菜、チンゲン菜、からし菜、フダンソウ、たくあん、野沢菜漬け、白菜漬け」から摂取量を推定し、調査しました。

結果、男性ではがん死が、女性では心疾患死による死亡リスクが、優位に低くなっていました。また、脳卒中による死亡リスクの低下との関連も認められたそうです。

イソチオシアネートというフィトケミカルには、抗酸化作用に加えて、抗炎症作用があります。これが死亡リスクを低減させる理由と考えられます。

加えて、ケガや自殺などによる死亡率も下がりました。認知機能が改善され、抑うつ状態の予防にもなることもわかりました。このことが、事故死や自殺の予防につながった可能性があるとのことです。

ですから、身体と心の健康長寿のために、アブラナ科の野菜を毎日食べましょう。

ちなみに、男性は「ブロッコリーとたくあん」、女性は「大根とブロッコリー」の摂取量の多いグループで、死亡リスクの減少が優位に見られたとのことでした。

味噌汁を食べると腸内フローラが整う

血圧が高くなると、真っ先に控えるよういわれるのは、味噌汁です。ですが、味噌汁には、単なる汁物として食事にそえる以上の役目があります。腸内フローラを整える働きに優れているのです。

味噌汁が腸内フローラによい理由の一つは、味噌にあります。

味噌は日本古来の発酵食品です。昔から日本人が食べつないできた調味料ということです。

その味噌は麹菌を使って発酵させますが、熟成の過程で、乳酸菌や酵母菌などに加え、土壌菌なども入り込みます。土壌菌には、私たちの腸内フローラの最大勢力である日和見菌の仲間が多いのです。

腸内フローラの理想のバランスは、「日和見菌7割、善玉菌2割、悪玉菌1割」に整っているとき、宿主の健康増進に優れた成分をたくさんつくりだすようになります。善玉菌と悪玉菌は少数派ですが、互いに拮抗して勢力争いをしながら棲息しています。その勢力図が善玉菌優勢になると、日和見菌がいっせいに善玉菌の味方をして、腸内フローラ全体が良好に整うのです。

つまり、腸内フローラ調整のカギを握っているのは、日和見菌ということです。日和見菌には多種多様なものが多く、いまだ存在がはっきりとわかっていないものもいます。その日和見菌は土壌菌の仲間が多いことがわかってきています。土壌菌には、土の中にいる菌もいれば、私たちの身の回りにいる菌たちもいます。

日本人が昔から食べつないできた味噌には、日和見菌の仲間である土壌菌がたくさんすんでいます。腸内細菌は、仲間の菌が入ってくると働きを活性化させる性質をもっています。しかも、土壌菌の多くは胃酸にも強く、生きて腸に届くものが多くいます。よって、日本人が腸内環境を整えるには、味噌は最良の食品の一つなのです。

逆転常識！　味噌汁を食べると血圧が下がる

高血圧や動脈硬化になると、味噌汁を控えるようにいわれます。

これは、食塩に害があるとされるためです。塩分のとりすぎは、たしかに高血圧や動脈硬化などの原因になります。和食は世界的に見ても非常に優秀な食文化です。しかし、塩分が多いことの1点が問題視されてきました。

ただ、厚生労働省の国民健康・栄養調査の結果を見ると、食塩の摂取量は年々減り、平成19年は平均11・1グラムだったのに対し、平成29年には9・9グラムまで減少しています。和食で塩分が多くなりやすいのは、白米で野菜中心の副菜を食べることにあります。野菜でつくる副菜は少々塩辛いくらいのほうが、白米とともに口に入れたとき、口内でほどよく調味され、おいしさが引き立つのです。

反対に、動物性たんぱく質の摂取量が多い食文化をもつ地域の人は、塩分の摂取量が少ないともいわれています。肉類は食塩を少なめに調理しても、その脂で塩味が引き立つからでしょう。なお、日本で塩分摂取量が減少してきている一因には、高たんぱく・低炭水化物の食事をしている人が増えてきていることも関係していると考えられます。

「和食」「塩分」とくると、真っ先に問題視されたのが、味噌としょう油でした。味噌としょう油が、和食で塩分を加えるための主な調味料だからです。

しかし、味噌は塩味をつけるための単なる調味料ではありません。しょう油もそうです。これらは大豆を材料にたくさんの細菌類の力を借りて発酵熟成された食品です。日本人の知恵と伝統がたくさんつまった調味料です。そこには、塩分以外の多くの栄養素とうまみ成分が含まれています。

菌たちが起こす発酵とは、人の考えのおよばない効力を生みだすことが多々あります。食塩は確かに血圧を上げますが、近年の研究によって、大豆を発酵させてつくる味噌やしょう油には、血圧の上昇を抑える作用があることがわかってきたのです。

実際、日本、中国、イギリス、アメリカの40〜59歳を対象に比較したアメリカの調査では、塩分の平均摂取量の多い日本人が、４カ国のなかでもっとも血圧の平均値が低いことが報告されています。これは、塩分の一部を味噌やしょう油から摂取しているためではないか、と考えられています。

味噌やしょう油が悪者扱いされたのは、「食塩が血圧を上げる」という一つの事実に、味噌やしょう油が単純に結びつけられただけの結果です。それにもかかわらず、いまだに血圧が高いと「味噌汁を食べる回数を減らしましょう」と誤った指導をする医療者も少なくありません。多忙な診療の現場では、「食塩の摂取量を減らしましょう」というより、「味噌汁を減らしましょう」といったほうが簡単で、患者さんがわかりやすいからでしょう。

しかしそれによって味噌汁を食べ控えることはありません。味噌汁を食べたほうが血圧のコントロールにはよいのです。

血圧を下げる味噌汁の具材

血圧が気になる人ほど、味噌汁を一日3回、きちんと食べることです。

その場合、「カリウム・カルシウム・マグネシウム」の豊富な食品を具材にすると、血圧を下げる効果をさらに高められます。カリウム、カルシウム、マグネシウムの３つのミネラルには、塩分を排出する効果に優れていることがわかっています。

味噌汁が血圧の低下によいのはカリウム、カルシウム、マグネシウムの豊富な具材をたっぷり入れることで、食事中のよぶんな塩分を排出してくれることにもあります。

カリウム、カルシウム、マグネシウムが多く、味噌汁の具材にもよい食品を紹介しましょう。意外な食材もあると思います。でも、そんなものも味噌汁にすると、けっこうおいしいものです。

◎カリウム　パセリ、アボカド、ひきわり納豆、納豆、ホウレン草、ゆり根、やまといも、ぎんなん、里芋、明日葉、ニンニク、モロヘイヤ、オカヒジキ、シソ、昆布、ワカメ、トロロ昆布、ヒジキ、あおさ、切干大根など

◎カルシウム　干桜えび、煮干し、ヒジキ、ゴマ、シラス、油揚げ、パセリ、モロヘイヤ、さばの水煮缶、厚揚げ、シソ、大根葉、カブの葉、小松菜など

◎マグネシウム　しらす干し、油揚げ、アサリ、納豆、ひきわり納豆、がんもどき、干

桜エビ、ハマグリ、ゆば、あおさ、あおのり、ワカメ、ヒジキ、昆布、とろろ昆布など

味噌汁の具材は3種類以上入れる

味噌汁の具材は3種類以上あわせて入れるのがポイントです。

あらゆる食品は、野菜であっても、ごくごく微量ながら毒性をもっているものです。植物であっても動物であっても、捕食されるものは、捕食するものにすべてを食べつくされないよう、わずかながら毒性物質を身体に抱えています。

微量の毒性物質ですから、捕食者に害を与えるほどではありません。ただ、量が多くなれば影響が現れます。自然界にすむものたちは、それを本能的に知っているので、大好物であっても必要以上に食べすぎることはないのです。

では、私たちが野菜を食べる際には、どんなことに気をつけるとよいでしょう。

野菜は3種類以上組みあわせて使うことです。野菜のもつごく微量の毒性は、ほかの野菜の栄養素と一緒にとることで中和されます。3種類以上くみあわせると、野菜がお互い

の欠点を補いあって害となる毒性は消されるとされます。

なお、鍋に菜箸が立つくらい具材をたっぷり入れると塩分排出効果が高まり、高血圧や動脈硬化の人にはよりよいでしょう。

なお、カリウムのグループ、カルシウムのグループ、マグネシウムのグループから1～2個ずつ具材を使えば、ミネラルもバランスよく摂取できておすすめです。

【高血圧・動脈硬化の改善によい味噌汁の具材　組み合わせ】

◎納豆汁　ほうれん草、油揚げ、ひきわり納豆、長ネギ（みじん切り）
◎干し桜エビと里芋の味噌汁　里芋、小松菜、干し桜エビ
◎洋風味噌汁　パセリ（みじん切り）、アボカド、しらす、トマト
◎トロトロ味噌汁　モロヘイヤ、ゴマ、厚揚げ、トロロ昆布
◎アサリの味噌汁　シソ、アサリ、ワカメ
◎サバの水煮缶の味噌汁　にんにく、大根菜、サバの水煮缶、油揚げ

また、128頁でご紹介した酢キャベツではありませんが、味噌と酢を組み合わせた酢味噌汁も効果倍増です。酢味噌汁のメリットは減塩にもつながりますからぜひいろいろな具材で試してください。私もよく作りますがまさに健康味噌汁です。

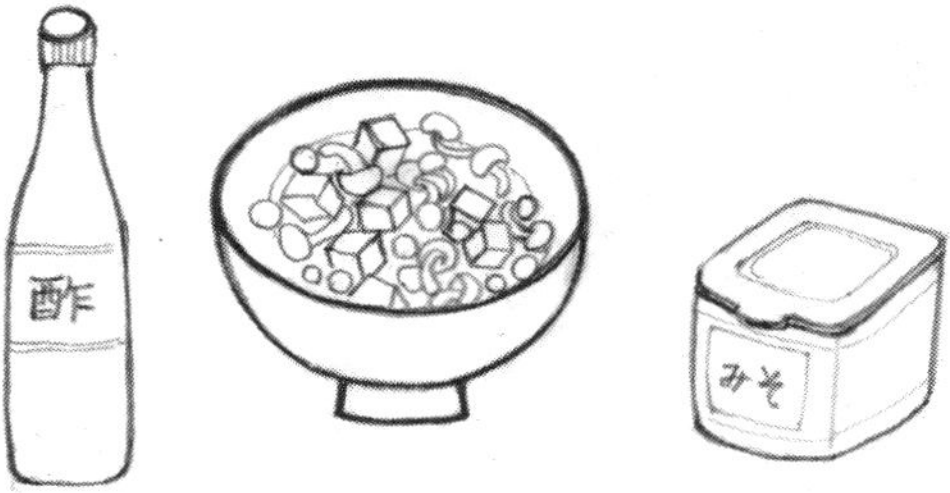

血管元気メニュー5　◇酢味噌汁

【脳、心臓を守り、老化を止める「酢味噌汁」の具材組み合わせ】

（味噌大さじ1・酢小さじ2が2人分の目安です。）

ナスと玉ねぎ／きのことどうふ／まいたけと油揚げ／油揚げとネギ／豚肉とかぼちゃ／　鶏肉と根菜／しじみと大根／鮭と白菜／ほうれん草と枝豆／わかめと豆腐／長芋ときのこ

●酢味噌汁のメリット------酢を入れることで減塩効果があり、味噌は発酵食品で長　寿の栄養がいっぱい。両者の組み合わせは塩分過多になりません。

酢味噌汁は、短鎖脂肪酸を増やすすぐれもの。作り方は簡単で、食物繊維やオリゴ糖の含む納豆、海藻、トマトなどの具を適量入れ、だし汁と酢を1対1で鍋に入れフタをして5〜6分。ふたをとりみそを入れれば出来上がり。さらに塩分が心配な人はカリウムの多いわかめ、ほうれん草、里芋などの具を使うと余計な塩分を体の外に逃がしてくれます。

細菌は強力な抗酸化成分をもっている

「味噌汁は食べる点滴」ともいわれるほど、日本人の健康増進によい料理です。血管の若返りにもふさわしい料理です。

なぜなら、味噌には強力な抗酸化作用があるからです。

味噌には、腸内フローラの仲間である土壌菌や酵母がたくさんすんでいることはお話ししました。それらの微生物はそのものが、抗酸化作用が強いのです。

なぜ、細菌や酵母などの微生物は抗酸化作用に優れているのでしょうか。

それは、生物の誕生の歴史に関係しています。

地球が誕生したのは今からおよそ46億年も昔のこと。熱かった地球は徐々に冷えて海ができました。ただ、宇宙線など放射線が強く降り注ぎ、生物が生きられる環境ではありませんでした。やがて地球上に大気が現れオゾン層が形成され始めると、ようやく生物が誕生します。ただ、放射線の量はまだまだ強く、最初に生物が生まれたのは、約38億年前の深い海の底でした。

細菌や酵母などの原始生命体が陸上に進出してきたのは、およそ20億年前のことです。まだまだ宇宙からは強い放射線や紫外線が降り注いでいます。陸上で活動を始めた微生物は、それに対して強力な抵抗力を持つようになったのです。この性質は、今も細菌などの微生物に強く受け継がれています。

放射線の害とは、それを受けた細胞から大量の活性酸素が出て、隣りあっている細胞が次々と障害を受ける、いわゆる「もらい泣き効果」が起こることです。1個の細胞を放射線で狙い撃ちするマイクロビームを使った実験をすると、たった1個の細胞にヒットしただけで、隣りあっている細胞に次々とＤＮＡの損傷や染色体異常を起こし、アポトーシス

（細胞の自殺）が生じるとわかっています。

その活性酸素の害を食い止める作用が、細菌類や酵母、カビ類の細胞壁にはあるのです。この強力な抗酸化作用を示す物質は、βグルカンと呼ばれます。βグルカンもフィトケミカルの一種です。

味噌には、βグルカンをもった細菌や酵母が豊富です。実際、広島での原爆調査のなかで、「味噌を食べていたので後遺症が軽くてすんだ」という報告があります。１９８６年のチェルノブイリ原発事故の際には、ヨーロッパへの味噌の輸出が急増したのも事実です。

「血圧を上げる味噌」もある

広島大学の伊藤明弘前教授らは、味噌が放射線障害を防ぐことをマウス実験で証明しています。味噌の放射線障害防御作用は、味噌の熟成期間が長くなるにつれて大きくなっていました。

つまり、味噌は熟成が進んだものほど、活性酸素の害を消す作用に長けているということです。熟成が増すほど、発酵菌の量が増えるためです。

ところが最近では、味噌を加熱して殺菌してから出荷する味噌が多くなっています。スーパーの陳列棚で熟成がどんどん進んでは、品質を同一に保てないからです。

「アルコール」「酒精」と原材料欄に記載された味噌も、菌が活動を止めています。微生物が起こす発酵は、アルコールや酒精などを加えると止まってしまうのです。そうすることで、品質を均一に保っています。

また、「高血圧の人は味噌汁を控えなさい」というデマが広がったために、減塩味噌が多く出回るようになりました。これもおすすめしません。天然塩ではなく、食塩が使われていることが多いからです。

海水からていねいにつくられる塩や岩塩などには、さまざまな天然の成分が含まれます。塩の主成分は、血圧上昇の元凶とされるナトリウムですが、天然塩にはカリウム、カルシウム、マグネシウムなど塩分排出効果に優れたミネラルも含まれるのです。

ところが食塩は、そうではありません。食用にするために精製された塩化ナトリウムことです。塩化ナトリウムが100パーセントに限りなく近づけて製造されています。血圧を上げやすいのは、この食塩です。精製されているぶん、身体にダイレクトに影響するのです。

食塩は安価なために、味噌やしょう油、ドレッシング、加工調味料などのほか、加工食品にも大量に使われています。食品添加物のうま味調味料にも食塩は含まれます。こうしたものから食塩を摂取する機会が増えたことが、現代人の血圧を高めている理由の一つとも考えられているのです。

減塩味噌が心配されるのは、食塩が使われている場合があるからです。減塩するには、塩分を人工的に調整する必要があるため、天然塩は使いにくいのです。

さらに、熟成を止めると味噌のうま味が減るぶん、うま味調味料などを加えて味を調えている味噌もあります。「出汁入り」などと書かれたものです。出汁を使わずともうま味をしっかりと感じられて便利なのですが、味の調整に化学調味料などの食品添加物が使われている場合が少なくありません。

腸内環境の改善のために味噌汁を食べるのに、腸に悪いものを入れてしまっては、なんのために食べるのかわからなくなってしまいます。

健康作用の高い味噌の選び方

健康になるために味噌汁を食べるのですから、味噌はより健康作用の高いものを選びましょう。ポイントは3つです。

1つめは、原材料欄の記載が「大豆」「米（麦）」「食塩」という3つのみであることです。原材料欄を確認し、この3つだけの味噌を選びましょう。

なお、大豆は「遺伝子組み換え」ではないことが大事。「有機」「国産」と書かれていれば問題ないでしょう。

2つめは、食塩が精製塩ではなく、天然塩を使っているかどうかです。原材料欄には「自然塩」「天然塩」との記載が禁止されているため、いずれも食塩と書かれています。そのため、パッケージに記載されている文言などを読み、天然塩を使っていねいに時間をかけてつくられている味噌かどうかを確認するとよいでしょう。

３つめは、容器のふたに小さな穴が開いていること。味噌は発酵している間はガスを発生させます。この穴は、ガスを抜くためのものです。ガスがパッケージのなかでたまっては、容器が壊れてしまうからです。ふたに穴があるのは、菌が生きていて、発酵が活発に行われている証でもあるのです。

以上の３つのポイントを押さえて味噌を選ぶと、腸内環境の改善に役立つ味噌汁をつくることができるでしょう。

魚の油は血管の「ボヤ」を鎮める

魚を食べることも、リーキーガット症候群を改善し、血管の炎症を抑えるためにとてもよい方法です。

青魚には、ＥＰＡ（エイコサペンタエン酸）やＤＨＡ（ドコサヘキサエン酸）が豊富です。ＥＰＡとＤＨＡも、オメガ３脂肪酸の仲間です。オメガ３脂肪酸は、炎症を抑える作用に長けています。

しかも、ＥＰＡやＤＨＡには、善玉と呼ばれるＨＤＬコレステロールの血中量を増やし、よぶんなＬＤＬコレステロール（悪玉）を減らす作用があります。これによって、動脈硬化の進行を防ぐことができます。

さらに、血圧を低下させる、血栓ができるのを防ぐなどの効果も報告されています。

ＥＰＡとＤＨＡはセットで語られることが多いのですが、それぞれ異なる作用をもちます。

ＥＰＡは、高血圧や動脈硬化で劣化した血管壁に血栓がつくられるのを防ぐ作用があります。血液をサラサラにする作用や、血管拡張作用もあるため、血圧の低下にも効果を期待できます。

ＥＰＡには、中性脂肪を減らす作用もあります。中性脂肪が増えると、酸化しやすいスモールデンスＬＤＬが増えることはお話ししました。中性脂肪を減すことが、酸化ＬＤＬコレステロールの生成を防いで、動脈硬化の予防につながっていくのです。

また、ＥＰＡはダイエットにもよい成分です。「やせるホルモン」と注目される「ＧＬＰ-１」の分泌をうながす作用があるからです。このホルモンは、食事をして血糖値が上がると小腸から分泌されます。それによって、すい臓からインスリンが分泌され、ブドウ糖の消費量を増やしてくれるのです。しかも、食べ物を胃に長くとどめておなかを空きにくくしたり、食欲を抑えたりする働きをもっています。

ＥＰＡは、イワシやマグロ、サバ、真鯛、ブリ、サンマ、鮭などに豊富です。

魚の油は認知症予防によい

魚に含まれるもう一つのオメガ3脂肪酸、ＤＨＡにはどのような働きがあるでしょうか。一言でいうと、脳の働きをよくする作用があります。認知症予防にもよい栄養素です。

脳には、脳血管関門があります。これは、脳に必要な栄養素のみをとり入れ、有害物質を通過させないための〝関所〟のようなもの。ＤＨＡはここを通過することができます。そうして脳の細胞膜の材料になるほか、脳神経の活性化に働きます。そのため、思考力や記憶力、学習能力を高めてくれるのです。

また、ＤＨＡは網膜の材料にもなります。農林水産省食品総合研究所の機能生理研究所の鈴木平光室長らは、4～22歳の27人に300グラムのDHA入りパンを毎日1個ずつ食べてもらう実験をしています。結果、1カ月後に視力が0・2以上も上がった人がいたとのことです。

DHAは、マグロやサバ、アジ、イワシ、サンマなどの青魚に豊富です。

刺身が心筋梗塞を防ぐ

炎症をうながすオメガ6脂肪酸と炎症を抑えるオメガ3脂肪酸は、摂取バランスが大事とのお話しは前にしました。オメガ6脂肪酸のマイナス面を抑えるには、オメガ3脂肪酸の摂取を増やすことです。EPAやDHAなどのオメガ3脂肪酸が血液中をきちんとめぐっていると、細胞は豊富なオメガ3脂肪酸を使って細胞膜をつくるようになります。それによって、炎症の起こりにくい体質がつくり出されます。

また、魚を食べることは、心筋梗塞の予防にもなります。肉を頻繁に食べていると血液がドロドロになりやすく、心筋梗塞を起こす可能性が高まります。ところが、肉などの摂取量が増えた場合でも、魚の摂取が多くなれば心筋梗塞が減少することが、日本人の疫学調査で明らかにされています。

魚の効用を十分に得るには、食べ方が大事です。オメガ3脂肪酸は熱に弱く、高温で加熱すると酸化しやすいからです。とくに、揚げ魚はおすすめしません。揚げ油には、オメガ6脂肪酸の豊富なサラダ油を使っていることが多いからです。酸化したオメガ3脂肪酸と大量のオメガ6脂肪酸を身体に同時に入れては、炎症しやすい体質に身体を導いてしまいます。

魚の食べ方でもっともよいのは、刺身です。生で食べるとEPAやDHAをたくさん摂取できます。ただ、刺身も空気にふれれば酸化が進みますので、できれば柵で買って、食べる直前に切るようにするとよいでしょう。切れているものを買ったときには、食べる直前にパックのふたやラップフィルムを開けるようにすることです。

私も週に3日は刺身を食べます。

また、蒸し魚や煮魚なども加熱温度がさほど高くならないため、調理法としてはよいと思います。

スパイス、薬味、酸味で塩分量を減らす

私のお気に入りの魚の食べ方は、簡単カルパッチョです。旬のおいしそうな刺身を買ってきたら、お皿にきれいに並べて、シソやネギ、ブロッコリースプラウトなどの薬味を散らします。そこに亜麻仁油とレモン汁を軽くふります。加えて、塩コショウもしくはしょう油も軽くふりかければできあがり。料理下手な私でもつくれて、とてもおいしいメイン料理になります。

塩分を減らしつつも満足感の高い料理をつくるコツは、薬味やスパイスを使うこと。薬味やスパイスの独特の香りや味の成分もフィトケミカルです。そのため、薬味やスパイスは、とても抗酸化力の高い食べもので、血管の若返りによいのです。

一人暮らしや多忙な生活のために食事がいい加減になりやすいという人は、とくに薬味をたっぷり使うようにしてみてください。ネギのみじん切りをつくるのがめんどうならば、買ってきてもよいでしょう。最近はスーパーなどでもネギを切ったものが売られています。

また、ブロッコリースプラウトを使うのもおすすめです。スプラウトとは新芽のこと。根っこの切れたものも売られていますので、それを買ってくれば軽く洗うだけで使えます。赤血球をつくるために必要な葉酸も豊富ですし、食物繊維もバランスよく含まれます。ブロッコリースプラウトを毎日食べるようにすることでも、血管の若返りを図っていけるでしょう。

なお、酸味を加えることで、塩分を抑えることもできます。酸味は、塩味のサポートをしてくれる味覚です。塩分を抑えるためには、調理にレモン汁やお酢を積極的に使うこと。このことも健康増進に大事なポイントです。

炭水化物を食べすぎると血管が劣化する

腸の健康増進と血管の老化防止のために、もう一つ注意してほしいことがあります。それは、「糖化」です。糖化とは、たんぱく質に糖質が結びつき、たんぱく質が劣化する反応をいいます。

糖化したたんぱく質からは、悪玉物質が大量につくられます。それを「ＡＧＥ（終末糖化産物）」といいます。

ＡＧＥが体内で発生して身体のあちこちにたまってくると、スローミイラ化現象を引き起こします。糖質のとりすぎによって、体内のたんぱく質がゴミたんぱくであるＡＧＥ物質にかわり、じわじわと、しかし確実に老化していくのです。

腸と血管は、もっとも糖化しやすい部位の一つです。

私たちが食べた主食やあまいものなどの炭水化物から、ブドウ糖を分解・吸収するのが腸の働きです。また、糖化が起こるには、ある程度の熱も必要です。腸はだいたい37度に保たれています。腸を形成する主成分は、たんぱく質です。腸のなかは、糖質もたんぱく質も温度も、糖化が生じる条件すべてがそろっているのです。

血管も同様です。腸から吸収された糖質は、血液中に流れ込み、全身に運ばれていきます。血管をつくる主成分もたんぱく質であり、血液も熱をもちます。よって、血管も糖化が起こりやすい状態にあるのです。

ＡＧＥが腸のなかで発生すれば腸壁を傷つけてリーキーガット症候群を起こす原因にな

ります。一方、血管で発生すれば、老化を引き起こして高血圧や動脈硬化などの症状を起こします。

しかも、AGEによって血管が傷つけられると、糖尿病や認知症などが起こってくることもわかっています。

白米やパンは身体をスローミイラ化させる

スローミイラ化減少を防ぎ、早期に改善していくためには、食生活を見直すことが重要です。糖質のとりすぎは今すぐにでも改めることです。

糖質は、主食となる炭水化物に多く含まれます。「炭水化物＝糖質＋食物繊維」と表せます。炭水化物は主に、米、パン、麺類、砂糖、小麦粉、果物、イモ類などに多く含まれます。

とくに問題なのは、食物繊維をそぎ落としてしまった「白い炭水化物」です。具体的には、白米、白いパン、うどん、ラーメン、パスタ、砂糖や小麦粉たっぷりのスイーツなどです。

これらには食物繊維がないために、胃腸でブドウ糖に素早く分解され、血液中にいっきに流れ込みます。これによって、血糖値が急上昇します。

血糖値が急激に上昇すると、糖化のスピードも速くなります。また、いっきにブドウ糖が入ってきても身体はうまくエネルギーに変えられず、余剰分は中性脂肪となって身体に蓄えられることになります。

人間は50歳前後に体質が大きくかわります。生殖のための身体から、長生きのための身体になるのです。若いころは快活に身体を動かすため、エネルギー源となるブドウ糖が必要です。でも、50歳以降になると、たくさんのブドウ糖を身体は使いきれなくなります。そのため、50歳以降も若いころと同じような食生活を続けていると、太ってしまうのです。50歳を過ぎ、長生きのための身体に変わったら、食事もかえることです。それが「身体をいたわる」ということです。それには、白い炭水化物をやめることです。

「糖質制限をするとエネルギー不足になり、身体を壊す」という人がいますが、50歳以降の人にこの心配はいりません。身体がさほどたくさんのブドウ糖を必要としなくなっているのです。ほとんどの食べものには、野菜も含め、わずかながらも糖質を含みます。50歳以降の身体には、それで十分なのです。

それにもかかわらず、白い炭水化物を食べすぎていると、腸や血管の劣化を引き起こすことになります。50歳を過ぎ、血圧や動脈硬化が気になる年齢になったら、白い炭水化物をやめましょう。

小麦粉食品は週に2回まで

腸に大変な負担を与える食材があります。それは、小麦粉です。小麦粉はリーキーガット症候群を起こす可能性の高い食材です。

小麦粉にはグルテンというたんぱく質が含まれます。このたんぱく質に含まれるグリアジンという物質には、小腸内で「ゾヌリン」という物質を放出させる作用があります。ゾヌリンの濃度が高くなると、小腸の上皮細胞の結合部分がゆるみ、細胞間にすき間があきやすくなるのです。

腸にとって、グルテンは〝天敵〟のようなもの。グルテンが頻繁に入ってくると、腸は正常をたもてなくなってしまうのです。

現代は小麦粉を使った食品があふれています。代表的なのは、パンやラーメン、うどん、パスタ、スイーツなどです。

現在、日本で消費される小麦の約９割が輸入品です。そのほとんどはグルテンが多くなるよう改良された小麦です。グルテンの豊富な小麦粉でパンをつくれば、フワフワ、モチモチした食感を簡単にだせます。麺をつくればコシを強くでき、クッキーはサクッとした食感に焼き上げられます。しかも、品種改良によって大量生産も可能になったため、安価です。おいしくて安い小麦粉製品が飽和状態になるほど流通しているのは、グルテンの豊富な改良小麦が多く輸入されているためです。

しかし、それによって日本人の腸は大きなダメージを負い、血管の劣化も引き起こされていると考えられるのです。

高血圧や動脈硬化を改善したいならば、小麦粉製品をなるべく腸に入れないことです。完全にやめるのがいちばんですが、難しいならば、食べる頻度を週に2度程度にまで減らしましょう。この程度ならば、腸の上皮細胞もまだ対応できます。しかし、それ以上多くなってしまうと、小腸内のゾヌリンの濃度が上がり、リーキーガット症候群を起こす危険性が高まってしまうと考えます。

お酒は2杯までなら飲んだほうがよい

高血圧や動脈硬化になると、お酒を控えるようにいわれるでしょう。ただし、これは人によります。

お酒は、アルコールの分解酵素の違いによって適量が変わります。お酒を飲んでも顔色がかわらず、飲むことが心から楽しい人は、分解酵素を十分に持っている人です。こうした人は、休肝日をもうけることがストレスになります。このタイプの人は、ビール半本までは飲むと免疫力が上がり、二本までならば免疫力の障害の度合いは飲んでいないときと同じ程度です。

ただし、それ以上飲むと、免疫力が障害され、弱ります。たとえばビールなら二本、日本酒なら二合まで。だいたい2杯までが免疫を阻害せずに安心して飲める適量です。

一方、飲むとすぐに顔が赤くなる人は、分解酵素を飲める人の半分程度しか持っていません。こうした人は、自分が飲みたいときに楽しい気分でいられるところまでが適量です。お酒も訓練しだいで飲めるようになりますが、このタイプの人が無理に飲んでいると十倍以上の確率で食道がんになるという統計もあります。「つきあいも必要」とがんばってはいけませんし、周りの人も無理に飲ませてはいけません。

さらに、一口飲んだだけでひっくり返ってしまう人もいます。アルコールの分解酵素をまったく持たない人です。飲めないのですから、飲んではいけません。

一日に2杯までですから、お酒の種類は好きなものを飲むとよいと思います。私も、夏場にはビールをよく飲みます。ビールや日本酒は糖質が多いのですが、そのぶん、こうしたものを飲む際には、糖質の少ないおつまみを選ぶとよいでしょう。

アルコールは百薬の長といいます。一日の緊張をほぐし、生活に楽しみを与えてくれます。また、血管を拡張させて血圧を下げる働きもあります。

この効能を得るには「お酒は2杯までを楽しく飲むこと」です。

カルシウム・パラドックスに気をつけて

血管の柔軟性をとり戻すには、カルシウムの摂取を心がけることも重要です。

カルシウムは私たちの体内で、とても大事な働きをしています。骨や歯をつくるミネラルとして知られていますが、それだけではないのです。

体内に存在するカルシウムのうち、約1パーセントは筋肉や神経、体液に存在しています。その体内に存在するカルシウムのうち、約1パーセントは筋肉や神経、体液に存在しています。この1パーセントのカルシウムは、「血液の凝固を助ける」「筋肉の収縮をうながす」「酵素を活性化させる」「心臓が正常に働くよう支える」など、人体の生命活動に直結する役割を果たしているのです。

ですから、1パーセントのカルシウムがわずかでも減っては大変です。そのため、カルシウム量は体内にて厳密に管理されています。量が減れば、副甲状腺ホルモンが分泌されます。

副甲状腺ホルモンは、1パーセントのカルシウムが減ってしまったことを知らせるSO

Sです。ＳＯＳ信号が出されると、骨に含まれるカルシウムが血液中に溶けだし、カルシウムの不足分が補われます。

不足分が補われたのならば、ＳＯＳ信号がすぐに止まってくれればよいのです。しかし、体はそう都合よくはできていません。ＳＯＳ信号がそのまま発せられてしまうことが多いのです。

こうなると、脳梗塞や心筋梗塞になる危険度が高まります。骨などから必要以上に放出されたカルシウムが、血管の壁に付着します。そして、血管壁の弾力性を奪い、高血圧や動脈硬化を起こしやすくなります。そこから血管は損傷を受けやすくなり、脳梗塞や心筋梗塞を発症する土台が築かれてしまうのです。

この状態を「カルシウム・パラドックス」といいます。「カルシウムの摂取量が不足すると、カルシウムが過剰になる」という体内の矛盾した現象を表した言葉です。

血管の柔軟性をとり戻すには、カルシウム・パラドックスを起こしてはいけません。それには、カルシウムの豊富な小魚や海藻類などを積極的に食べることです。

心筋梗塞の予防には海藻がよい

血管が柔軟性をとり戻すには、マグネシウムも必要です。マグネシウムにはカルシウムを細胞の外に運びだす働きがあります。カルシウムが体内で過剰になると、血管壁に付着して弾力を奪い、劣化に導くことはお話ししました。マグネシウムをしっかりとっておくと、余剰分のカルシウムが排出され、血管壁や細胞内にたまってしまうことを防げるのです。

マグネシウムのこの働きは重要で、心筋梗塞など血管の障害から起こる心臓病には、マグネシウム不足も深く関与していると考えられています。心臓の健康にはマグネシウムが必要なのです。

マグネシウムは、海苔やわかめ、ひじき、昆布などの海藻類のほか、納豆や油揚げなどの大豆食品、しらす、いわし、あさりなどの魚介類に豊富です。

水のミネラルは100パーセント吸収できる

人の身体は、食品中のミネラルをすべて吸収できるわけではありません。これは、過剰摂取による弊害を防ぐため、人体に備わった防衛システムなのでしょう。

海藻や小魚を日常的に食べていた時代は、カルシウムやマグネシウムの摂取不足になる心配がありませんでした。しかし、西欧型の食事の頻度が増した現代、カルシウムやマグネシウムなどのミネラルは不足しやすい栄養素になっています。

これらを手軽に補うには、水がいちばんよいと考えます。

フィンランド国立公衆衛生研究所のM・カルボネン博士の研究チームは大規模な調査によって、カルシウムとマグネシウムの豊富な水を飲んでいる地域の男性は、そうでない男性より心筋梗塞のリスクが減ることを確認しています。

カルボネン博士はこういっています。

「食品中のマグネシウムはさまざまな化合物となっており、人体に吸収されにくい。それに反して水中のマグネシウムは水和イオンの形で存在し、吸収されやすい。したがって、マグネシウムを多く含む水を積極的に飲むようにして欲しい」

大切なのは、カルシウムとマグネシウムをバランスよく毎日摂取することです。カルシウムだけでもダメですし、マグネシウムだけでもダメなのです。摂取比率は、２対１が理想とされています。

厚生労働省では、カルシウムを1日に７００mg摂取するよう推奨しています。人は体内にて毎日７００mgのカルシウムを失っています。よって、「カルシウム・パラドックス」を起こさないためには、最低でも７００mgのカルシウムを体に入れてあげる必要があるのです。この数値から計算すれば、マグネシウムの理想の摂取量は３５０mgとなります。

毎日、カルシウムとマグネシウムの豊富なものを食べ、カルシウムとマグネシウムを含む水で不足分を補う。このことも、両者の摂取量を十分に増やして血管の柔軟性をとり戻すために実践したいことです。

血管の若返りにはアルカリ性の硬水がよい

では、具体的にどのような水を飲むとよいでしょうか。

水に含まれるカルシウムとマグネシウムの量は、「硬度」という数値で表されます。硬度が高い水ほど、ミネラルの含有量が多いことになります。ＷＨＯ（世界保健機関）は１２０mg／L以下を軟水、それ以上を硬水と定めています。

血管の若返りには、日中に硬度１２０mg／L以上の硬水を飲むとよいでしょう。

また、アルカリ性の水であることも重要です。アルカリ性の水には、酸化されたものをもとに戻す作用、すなわち還元作用があります。文明社会に生きる私たちは、活性酸素にさらされやすく、体内が酸化しやすい環境に生きています。こうした環境に暮らす私たちは、日常的にアルカリ性の水を飲むことによって、活性酸素の害を緩和していくことも大切です。

実際、埼玉医科大学薬理学研究室では、ラットを使った実験にて、アルカリイオン水の飲用により「血圧の上昇が有意に減弱した」と示しました。また、同じく埼玉医科大学では、２年以上にわたるマウス実験によって、アルカリイオン水の長期飲用による老化予防の可能性を報告しています。

こうした実験結果は、アルカリ性の水の還元力によるものです。それによって活性酸素の害が中和され、理論上では病気や老化の生じる可能性が低くなります。

人間の身体はpH７・４前後の弱アルカリ性で保たれています。pHの数値が高いほど、アルカリ度は高くなります。よって、血管の若返りに飲むには、pH７・４以上の水を飲むことをおすすめします。

血管の若返りによい水の条件

体質改善に役立つ水の条件は、他にもあります。

一つは、「鉱泉水」「温泉水」「鉱水」であることです。これらの水には、カルシウムやマグネシウムのほかに、健康作用の高いミネラルが含まれます。

空から降った雨や雪は、地層にしみこみます。水中のゴミや汚れは地中深くの地層によってろ過され、それとともに地層内のミネラルを吸収していきます。こうして長い歳月をかけて湧きでた水を「天然水」と呼びます。

天然水は、どんな地層を通過して湧水したのかによって、性質が異なります。つまり、採水地によって水の健康効果が違ってくるということです。

たとえば、三重県奥伊勢の香肌峡の鍾乳洞窟から湧きだした水は、カルシウム量が非常に豊富です。これは、鍾乳洞の石灰岩層を通過してきた水だからです。

宮崎県小林市の霧島山系から湧きでた水は、火山岩を通過しています。火山岩を通って湧き出す水は、日本にはめずらしくシリカやサルフェート、バナジウムなど多様なミネラルを含むという特徴があります。

愛媛県の四国カルストの天然水は、鍾乳石の間から湧きでる水です。この水も三重県の水と同じく、カルシウムの豊富な水です。また、シリカやバナジウムも含んでいる健康効果の高い水です。

島根県金城の水は、花崗岩層を通過しています。この水は軟水ですが、ミネラルをバランスよく含みます。軟水であっても、地層を通過して湧きでた水は、ミネラルをイオン化した形で吸収しています。また金城の水は、抗酸化力の高い炭酸水素イオンを豊富に含みます。その含有量は、日本の銘水のなかでもトップクラスです。

このように、その土地の持つ地層が、水の性質を決定づけます。それが水の健康作用を決定するわけです。ですから、どこで採水されたのかも水を選ぶ際の大事なポイントです。

水を購入する際には、ラベルに記載のある原材料名を確認しましょう。ここに採水地の特徴が書かれています。「鉱泉水」「温泉水」「鉱水」と記載するには、ミネラルを適度に含むことが条件とされています。一方、「深井戸水」「浅井戸水」「伏流水」「湧水」はミネラルの含有が条件づけられていません。多くの水が安価で購入できますが、ミネラルを含まないぶん、健康効果は小さくなります。

コーヒーを毎日飲む人は血管の病気になりにくい

近年の研究によって、コーヒーにも血管の若返りによい作用があることがわかってきました。日本人9万人を約20年間追跡した調査では、1日にコーヒーを3～4杯飲む人は、心臓や脳の血管の病気や肺疾患での死亡数が減ることがわかりました。死亡率全体では24パーセントも低下していたのです。

コーヒーの健康作用は、クロロゲン酸というフィトケミカルにあるとされます。抗酸化作用のほか、体内の炎症を抑える作用、血糖値を改善する作用、血圧を調整する作用などがあると報告されています。クロロゲン酸の働きは、焙煎の度合いが深くなるほど薄くなるとされます。健康作用としては、深煎りより浅煎りのほうが高いといえます。深煎りのコーヒーは苦みが強く、浅煎りは酸味が強いコーヒーです。

また、コーヒーの摂取量の多い人は、「アディポネクチン」という長寿ホルモンの分泌量が多いことがわかっています。このホルモンには血管を守る作用があるとともに、動脈硬化を防ぐ働きをもちます。また、インスリンを介さずに細胞内にブドウ糖をとり込む量を増やす作用があるので、糖尿病予防にも役立つとされます。

ただ、アディポネクチンの血中濃度は、内臓脂肪の量に逆相関します。つまり、太っている人の体内では、分泌されにくくなっています。これも、肥満の人が生活習慣病を起こしやすい原因の一つと考えられます。そのアディポネクチンの分泌量を、コーヒーを飲むことで増やせるのです。コーヒーは嗜好品の一つとされ、「健康に悪いのではないか」と控えている人も多いと思いますが、その心配はない、ということです。

ただし、カフェインを多く含むぶん、夕方以降に飲むと睡眠の妨げになります。睡眠の質が悪くなりやすいのです。ですから、コーヒーは午後3時までに飲むとよいでしょう。

エピローグ

狭心症で入院していた、本書出版社の青萠堂の社長。今ではすっかり元気になり、ますます精力的に仕事をされています。

社長は血管の若返りをかけて健康な腸をとり戻すため、まず小麦粉食品の摂取を控えることから始めました。パンやうどん、ラーメン、パスタなどです。どうしても食べたくなったときには、グルテンで腸を荒らさないよう、倍の量のサラダを先に食べます。ラーメン屋にはサラダがないので、その場合は次の食事の際に水溶性食物繊維を意識してとるようにしました。

次に、酢キャベツを始めました。朝と夜、自宅で食事をするときには、いちばん初めに酢キャベツを食べます。ミニトマトやのり、モズク、納豆、柚子胡椒など、気分によって加えると飽きずに続けられるといっています。

酢キャベツを食前に食べると、食事の満足感が自然と高まります。そのため、白米などの主食をぬいても、まったく苦にならなくなったそうです。

以前は昼と夜は外食が多かったのですが、病気後は夕食を自炊する回数が増えました。週2回は自分でステーキを焼きます。おいしく焼けるよう、フライパンは鉄製のこだわりのものを購入したそうです。自分で焼いたほうがステーキ屋より「安くておいしい」と喜んでいました。もちろん、肉の倍以上のサラダから食べることも忘れません。

ステーキの日以外の夜には、刺身をよく食べるそうです。「ちょっと食物繊維がたりないな」と感じる際には、たっぷりのキノコとキャベツを使って豆乳鍋をつくります。このときに加えるたんぱく源は、鮭やタラ、卵にしています。

味噌汁も欠かさなくなりました。「具材を3種類以上、鍋に箸が立つくらい入れる」と私からいわれたときには「大変そうですね」と尻込みしていた社長ですが、いざ実践してみると「考え方しだい」とわかったそうです。

乾燥ワカメを常備しておけば、そのまま具材として投入できて便利です。他は、酢キャベツをつくるときに、味噌汁のぶんも一緒にキャベツをざく切りし、ビニール袋にたっぷりとつくり置きしておきます。もう一種類は冷蔵庫にある油揚げや豆腐、長ネギ、玉ネギ、青菜など、ザクザク切ればすぐに使える食材を加えます。余裕のあるときには、アサリやシジミなどの貝類や、干し桜エビなどを入れるようにします。

独身貴族の社長ですから、味噌にもこだわっています。インターネットでおいしそうな手づくり味噌を探しては、おとりよせします。

「味噌汁は、血圧が上がるから食べてはいけないと思っていました」

といっていた社長ですが、味噌汁をしっかり食べるようになり、便通がとてもよくなったそうです。また、仕事の休憩時に1日2杯、コーヒーを自らドリップして入れるようになりました。「せっかく飲むならば、豆にもこだわりたい」というのが社長のスタイルのようです。このささやかなコーヒータイムは、時間に追われてストレスのたまりやすい社長にとって、とてもよいリラックスタイムになりました。

たったこれだけのことです。これだけのことを実践していたら、だいたい1カ月が過ぎたころから体調がよくなってきたことを実感して、まず最高血圧が140を超えることがなくなりました。階段を上っても動悸がすることもなくなり、疲れにくくなったそうです。

食事で疲れにくい身体に変わり、社長は次に運動をすることにしました。

血管の若返りには1に食事、2に運動

血管を若返らせ、高血圧や動脈硬化を改善するには、適度な運動も大事です。「1に食事、2に運動」です。

ただ、呼吸が荒くなるような激しい運動はよくありません。活性酸素が大量に発生してしまうからです。とくに60歳を超えた人が健康長寿を目指すならばジョギングなどしないことです。それなら、ちょっと早歩きのウォーキングをおすすめします。

運動は、激しいもの以外で、お好きなことをすればよいと思います。ポイントは、心拍数が通常より1・5ほど速くなる程度のもの。ほんの少し血管や心臓に刺激を与えることが、若返りには大事です。

私は、週に2回は仕事終わりにプールに行き、クロールや平泳ぎ、水中ウォーキングをしています。ただ、長い時間水のなかにいると身体が冷えてしまうので、途中と最後にサ

ウナに入ることを決まりごとにしています。

また、講演会に行くときには、最寄りの駅から会場までなるべく歩きます。1日20分歩くだけでも血管によい刺激を与えてあげられます。

さらに日課としているのは、朝のラジオ体操です。NHKのEテレで、6時25分から「みんなの体操」とラジオ体操を放送しています。これがとてもよい運動になります。

社長もプール、早歩き、ラジオ体操を始めました。

「この程度ならば、無理なくできる。しかも、身体を動かすとすごく気持ちがよい」との感想。デスクワークが多く、夜遅くまで仕事をすることもあるため、以前は身体がコチコチにかたくなっていました。血液の流れがとどこおってもおかしくない状態にあったのです。

でも、軽い運動を生活にとり入れただけで、肩こりも腰痛もなくなりました。血流がよくなったため、顔つやもよくなり、毛髪のとぼしかった頭皮からはほんのりと産毛が生えてきたようにも感じているそうです。

気をよくした社長は、血管年齢を測ってみました。すると、実年齢より5歳若返っていました。狭心症を発症する以前に測定した際には、実年齢より10歳も上だったそうです。つまり、15歳も若返ったのです。

人の身体は、何もしなければどんどん老いていきます。現代社会は、人を老いさせるものであふれています。老いれば病気が起こってくるのは、動物として自然なこと。それによって私たちはとても苦しく、つらく、悲しい思いをします。

しかし老いのスピードをゆるやかにすることは、誰にでもできます。その大事な一歩となるのが、できることから正しい方法で腸によいことを始め、それを継続させることです。

現代に生きる私たちは、少なからず腸に負担を与え、程度の差はあるにしてもリーキーガット症候群を起こしていると考えてよいと思います。その腸壁もれを止めてこそ、血管の若返りも他の臓器の若返りも図っていくことができるのです。

リーキーガット症候群の改善から始めると、あなたを悩ませる高血圧も動脈硬化もだんだんとよくなっていくと信じています。

〈著者紹介〉

藤田 紘一郎（ふじた こういちろう）

医師・医学博士。東京医科歯科大学名誉教授。

1939年、旧満州生まれ。東京医科歯科大学卒。東京大学大学院医学系研究科修了。金沢医科大学教授、長崎大学医学部教授、東京医科歯科大学教授を歴任。専門は、寄生虫学、熱帯医学、感染免疫学。日本寄生虫学会賞、講談社出版文化賞・科学出版賞、日本文化振興会社会文化功労賞および国際文化栄誉賞など受賞多数。

著書に『55歳のハゲた私が76歳でフサフサになった理由』『【便秘体質にサヨナラ】9割の女性の悩みをスルリと治す腸習慣』『腸寿力』(共に小社刊)『笑うカイチュウ』(講談社)、『手を洗いすぎてはいけない』(光文社新書)、『病気にならない乳酸菌生活』(PHP文庫)他多数。

血管《けっかん》を強《つよ》くする食医学《しょくいがく》
血管詰《けっかんづ》まりは腸《ちょう》から治《なお》す

2019年7月16日　第1刷発行

著　者　藤《ふじ》田《た》 紘《こう》一《いち》郎《ろう》
発行者　尾　嶋　四　朗
発行所　株式会社 青 萠 堂

〒162-0808　東京都新宿区天神町13番地
Tel 03−3260−3016
Fax 03−3260−3295
印刷／製本　　中央精版印刷株式会社

ISBN978-4-908273-16-2 C0047